若くても起こりうる

突然死を招く脳

TAMAYA SEIJI

幻冬舎MC

はじめに

つい最近までは元気だったのに……そんな人が突然死に至るケースは少なくありません。

日本救急医学会によれば、突然死とは健康に見える人が、交通事故などの外因以外で急速に死に至ることと定義されています。突然死は日本における全死亡者の死因の実に約2割を占めており、決して珍しいものではないのです。

特に厄介なのは脳疾患による突然死で、進行度合いが分かりづらく気づかぬうちに悪化してしまいます。代表格としてはくも膜下出血や脳梗塞などがあり、脳に張り巡らされている血管の損傷や詰まり、瘤《こぶ》といったものが突然死を招くのです。こうした脳内の異常は外見からでは決して分からず、多くの場合自覚症状もありません。いわば知らないうちに仕掛けられた、いつ爆発するか分からない爆弾を抱えているような状態です。いつもと同じ一日を送るはずだったのに、急に倒れてそのまま帰らぬ人になってしまう……突然死は家族や周囲の人にとって、その後の人生に大きな心の傷を残すほどの悲しみを与えてしまうのです。

私は現在、東京天使病院の理事長をつとめ、脳ドックや人間ドックなど画像診断を中心とした予防医学を実践しています。特に、脳疾患による突然死を防ぎ、一人でも多くの命を救うために、未破裂脳動脈瘤《みはれつのうどうみゃくりゅう》の発見に的をしぼった「1万円脳ドック」を行っています。

今でこそ脳ドックの啓蒙活動に力を入れ、日々取り組んでいますが、私ははじめからこの道を目指していたわけではありません。

１９６９年、慶應義塾大学医学部５年生だった私はスキューバダイビングに没頭し、卒業後は海洋における呼吸と循環の生理学をテーマに慶應義塾大学の大学院にて研究を重ねました。１９７０年代は「海洋開発の時代」ともいわれ、海洋科学技術センター（ＪＡＭＳＴＥＣ。現在は海洋研究開発機構）を中心に水深30メートルから３００メートルの深度で海底居住実験が行われたのもこの頃です。

そして１９７６年には東海大学医学部呼吸器内科助手に採用されましたが、１９７７年から１９７９年までは潜水生理学の中心地であるニューヨーク州立大学バッファロー校にてさらなる研究を重ね、31気圧30日間飽和潜水海底居住実験にも参加しました。

海底居住実験が一段落ついた1984年、勤務先の東海大学病院に救命救急センターが開設されました。そこに配属された私は、救急車のサイレンが耳にこびりつくような多忙な診療の中、年間100件以上ものくも膜下出血の症例に直面しました。さらに、脳疾患の発症により突然死する患者を数多く見た私は、なんとか突然死を防ぐことができないかと考えるようになったのです。

そんな折、私が父の病院を継いだ1988年に、札幌の病院で日本初の「脳ドック」が実施されたことを知りました。脳ドックとは複雑に入り組んだ脳血管にひそむ詰まりや、瘤などの異常をミリ単位で発見することで、脳疾患による突然死のリスクを下げることができる検査システムです。1992年には脳の人間ドック研究会（現日本脳ドック学会）が発足し、MRA（磁気共鳴血管撮影法）検査が臨床の場に現れました。脳ドックの存在とその価値を知った私は、当時救命救急に携わりながらも救うことができなかった突然死の患者を想い、1993年に東京天使病院に新病棟を開設するとともに脳ドックを開始しました。以来、数万人の方を検査し、脳の異常を発見することで多くの人の突然死を未然に防ぐことに尽力しています。

私はこれまでの経験と実績から、脳疾患による突然死を防ぐには「脳ドック」が有効な手段であると考えています。しかしながら、脳ドックは全国的にみると予防医療としての認知度はまだまだ低い状況です。もっと多くの人に脳ドックを啓蒙し、一人でも多くの突然死を防ぎたい――その想いを実現するためには医療側からの発信が必要だと思い、一念発起して今回筆を執るに至りました。

本書では、突然死の原因となるおもな脳疾患の特徴やメカニズムをひもときつつ、それらの早期発見・予防策としての脳ドックの有効性について、検査内容や最新鋭の技術の紹介も交えながら解説しています。検査の詳細や、その結果何が分かるのかといった疑問を解消するために分かりやすくまとめています。さらに、脳疾患のリスクを下げる食事や運動といった生活習慣のアドバイスなど、すぐ取り組める実用的な対策を盛り込みました。

備えあれば憂いなし。脳疾患で命を落としたくない、後遺症を負いたくないと考える一人でも多くの人にとって、脳ドックを身近に感じてもらうことができる一冊となれば、このうえない喜びです。

若くても起こりうる　突然死を招く脳　目次

［第3章］ 突然死の芽を早期に摘み取る
脳ドックが見つける脳疾患の予兆

［第4章］血圧コントロール、血糖値の管理、適度な運動……
突然死を防ぐために今すぐ見直すべき生活習慣

［第１章］

総死亡数の2割を占める ひとごとではない突然死

働き盛りを襲う人生の強制終了

ある日、突然に人生を断ち切られる——それが「突然死」です。健康だと思っていた大切な人が、一瞬にして命を落としてしまう。「いってらっしゃい」と笑顔で送り出した朝が、大切な人との最後の別れになってしまう——。本人にとっても身近な人々にとっても、非常に残酷な別れです。

特に働き盛りの40代から50代のビジネスパーソンの場合、その影響はより深刻です。40、50代といえば、職場では責任あるポジションを担いキャリアの頂点に差し掛かる時期です。家庭では子どもの進学や就職を控え、精神面でも経済面でも家族を支えなければいけません。そんな人生のピークにある人が強制終了を迎えてしまえば、職場や家族への影響は計り知れません。

日本循環器学会の統計によると、突然死は全人口の0・1~0・2%に発生し、総死亡数の約2割を占めます。この数字を見ると、突然死は決してひとごとではありません。大

心疾患・脳疾患の種類

心筋梗塞	心筋に栄養を届ける冠動脈が詰まり、心筋細胞が壊死《えし》する病気
心室細動	心室が小刻みに震え正常な拍動ができなくなり心停止に至る病気
脳梗塞	脳に栄養を届ける動脈が詰まり、脳細胞が壊死する病気
脳出血	脳に張り巡らされた血管が損傷することによる出血の総称。特に生命維持をつかさどる脳幹の出血（脳幹出血）は短時間での致死率が高い
くも膜下出血	脳出血の一種で、頭蓋骨《ずがいこつ》を覆うくも膜と軟膜の間の出血

袈裟かもしれませんが、誰がいつ突然死に襲われてもおかしくないのです。

しかし、この身近にある突然死について、ほとんどの人が意識せず生活しています。

突然死の原因のほとんどは心臓と脳の病気

「全国労災病院データからみた急死例の検討」（日本職業・災害医学会会誌ＪＪＯＭＴ vol. 62, No.1）によると、突然死の原因は、原因不明がいちばん多く、ほかにはがん関連死や肺炎などがありますが、心疾患と脳疾患を合わせて全体の過半数を占めています。つまり突然死はその大半が心疾患と脳疾患が原因といえます。詳しく見ていくと、心疾患では心筋梗塞と心室細動が挙げられ、脳疾患では脳の血管が詰まって起こる脳梗塞や、血管が破れて発症するくも膜下出血などが挙げられます。いずれも脳内の血管が損傷し血液の流れが途絶えることで脳細胞が壊死し、命に関わる深刻な病気です。

ただ、心筋梗塞や心室細動などの場合は、ＡＥＤ（自動体外式除細動器）を使った迅速な処置ができれば、正常な拍動に戻すことができる可能性があります。実際に私の経験でも、救急車を待つ間にＡＥＤを使った患者の多くが、その後一命を取り留め、元の生活を取り戻すことができました。

一方で、脳疾患による突然死は、ＡＥＤのような救命機器がなく、発症時に即座に対応することができません。私も30代の頃病院の救命救急科に在籍しており、脳疾患で運ばれてきた患者を多く処置しましたが、必死の治療のかいなく亡くなってしまう人が大勢いました。

脳疾患による突然死のリスクは下げることができる

救命救急科で亡くなる人のなかで最も多かったのが、くも膜下出血による突然死です。

これは発症してしまえば、いくら救急車を呼んだとしても助かる見込みはほとんどありません。

しかし、くも膜下出血の原因となる未破裂脳動脈瘤を検査によって見つけ、対策さえすることができれば、その死のリスクを大幅に下げることは可能です。

かつては事前に検査をして見つかったとしても、未破裂脳動脈瘤に対する治療ガイドラインがなく、経過観察するしかなかった時代もありました。しかし、今は体への負担が少なく安全性の高い治療法も確立しています。特に脳の治療は、近年目覚ましく進歩し、早期に状態を把握できれば命を落とすことはほとんどありません。

医師としてなすすべがなく、命を落としてしまう患者がいるのは非常につらい現実です。事前に手を打てていたら助かったかもしれない命を想うと、医師としてとても歯がゆく、残念な気持ちになります。だからこそ、医師としてもっと多くの人が検査の重要性を知り、一人でも多くの命を救いたいと考えたのです。

脳疾患による突然死を防ぐため、脳ドックを設置

多くの突然死を防ぎたい――その想いから、1988年に父の精神科病院を引き継ぎ、1993年には救急病院として再スタートさせた私は、当時は地域でも珍しく、大病院でも未設置だった脳ドックをいちはやく導入しました。

脳ドックでは、MRIやMRA検査、頸動脈エコー検査、心電図、血液検査などを組み合わせて、脳腫瘍や脳卒中、脳動脈瘤、動脈硬化などの脳疾患の有無や状態を確認することができます。特にMRIやMRAで脳や脳の血管を撮影すると、最新鋭の撮像技術によって、血管の狭窄《きょうさく》や脳動脈瘤などがミリ単位でクリアに映し出されるため、脳疾患の発症リスクを的確に診断できます。そこで疾患が見つかれば、リスクが高い場合は手術で処置し、低い場合は経過観察するなどの対策をとります。これによって、多くの突然死を事前に防ぐことができるのです。

脳疾患は自覚症状がほとんどなく、健康に過ごしている人であれば意識しない病気です。また、健康診断などで胃腸や心臓、腎臓、肝臓などほかの臓器は、定期的に検査する人は多いと思いますが、脳の検査はほとんど受けていないと思います。しかし、詳しいことは知らなくても脳が人間の体の中ではとりわけ重要な部位だということは誰もが認識しているはずです。脳卒中や脳腫瘍、認知症など、脳疾患と聞けば誰でもいくつかの病名が頭に浮かぶと思います。

脳はひとたびダメージを受ければ、仮に死を免れたとしても、生活に欠かせない機能が奪われたり低下したりして、人生ががらりと変わってしまいます。

だからこそ、通常の健康診断のように気軽に誰もが脳ドックを受けられるようにと父の病院を引き継ぐときに脳ドックを設置したのです。

［第2章］

脳疾患による突然死は予防できる？
脳が死を招くメカニズム

脳卒中は突然死につながる代表的な脳疾患

突然死の代表的な脳疾患として、脳卒中があります。

脳卒中とは脳内の血管が損傷し血液の流れが滞ることで脳細胞が壊死し、機能低下を引き起こす疾患です。血液は私たちの体の細胞一つひとつに酸素や栄養を届ける重要な役割を担っており、思考や感情、運動、呼吸や体温調節といった生命維持の中枢を担っている脳への血流が途絶えると、脳が酸素不足、栄養不足に陥り、直ちに生命の危機に直結してしまいます。

脳に張り巡らされた動脈の太さは1㎜以下から6㎜程度で、細い血管であれば1カ所が詰まってもほかの血管を通じて血流が補われるため、大きな問題にはなりません。しかし、太い血管が詰まると、脳細胞に酸素や栄養が届かなくなり、細胞が壊死して深刻なダメージを受けます。その詰まった部位や範囲によっては、命が危険にさらされることもあるのです。

脳卒中にはいくつかの種類がある

脳卒中は主に2つに分けられます。一つは血管が詰まることで起こる脳梗塞と、もう一つは血管が破れ出血することで起こる脳出血です。さらに脳出血は脳内出血とくも膜下出血があります。

〈脳梗塞〉

・原因は脳の血管の詰まり

脳梗塞とは、脳へ酸素や栄養を運ぶ血管が詰まる病気です。血管が詰まることで、その先の脳細胞が壊死し、命を落とす危険や、たとえ助かっても重い後遺症が出る可能性があります。脳には大小さまざまな血管が張り巡らされていますが、特に太い血管が急に詰まると、広範囲に脳細胞の壊死が広がり、死に至るリスクがさらに高まります。

脳梗塞は血管の詰まり方によりラクナ梗塞、アテローム血栓性脳梗塞、心原性脳梗塞の

3つのタイプに分けられます。一般的には、ラクナ梗塞が最も軽度で、次にアテローム血栓性脳梗塞、そして心原性脳梗塞が最も重篤なケースであるとされています。

このうちラクナ梗塞とアテローム血栓性脳梗塞は、血管壁が厚く硬くなる動脈硬化が主な要因となります。ラクナ梗塞は、細い血管が高血圧により硬くなり、血液の流れが悪くなることで発症します。アテローム血栓性脳梗塞はラクナ梗塞よりも太い血管で起こり、血管壁にプラークと呼ばれるコレステロール等でできた物質が蓄積し、それが血流を遮断することで発症します。

一方、心原性脳梗塞は、これら2つの脳梗塞とは別のメカニズムで発症します。心臓が心房細動という不規則に収縮する病態を繰り返すことで、心臓内の血流が乱れ血栓ができ、それが脳の太い動脈に運ばれ詰まることで起こります。

心房細動は健康な人でも起こることがありますが、単発であれば命に関わることはほとんどありません。しかし、これが繰り返され慢性化することが問題となります。糖尿病や高血圧、心臓や肺の病気があると心房細動を起こしやすくなりますが、持病がなくてもアルコールやカフェインの過剰摂取、ストレス、不眠などが原因で発症しやすくなることが分かっています。

細い血管が詰まるラクナ梗塞では、それ自体が突然死の原因になることはありませんが、太い血管が詰まるアテローム血栓性脳梗塞や心原性脳梗塞は突然死のリスクが高くなります。

治療は詰まった血液の塊を除去するのが基本となります。脳梗塞の発症から4時間半以内であれば、ｔ－ＰＡという血栓を溶かす薬を静脈に注射し、血管を塞いでいる血の塊を溶かす治療が検討されます。それ以上の時間が過ぎている場合は、カテーテルと呼ばれる管を血管内に通して血の塊を取り除く治療が検討されます。なお、病巣の場所によってはｔ－ＰＡと併用することで、後遺症を少なくできる場合もあります。

•大きな発作の前触れが出る場合も

脳梗塞にはＴＩＡ（transient ischemic attack：一過性脳虚血発作）と呼ばれる、しびれや呂律《ろれつ》が回らなくなるなどの症状が短時間出ていったん治まる、といった前触れ症状が出る場合があります。

脳への血流が一時的に悪くなることでこれらの症状が起こりますが、完全に血管が詰まるわけではなく、短時間で血流が回復すると症状も消えるため、見逃される可能性があります。ＴＩＡは多くの場合、数分から数十分、長くても24時間以内に完全に消えてしまいます。そのため、疲れのせいかな、などと放っておかれることが多いのです。

しかし、ＴＩＡを治療しないで放っておくと、３カ月以内に15～20％の人が脳梗塞を発症し、そのうち半数はＴＩＡを起こしてから数日以内に脳梗塞になることが分かっています。特に、ＴＩＡ発症後48時間以内が危ないといわれており、速やかに脳神経科などの脳卒中を診療する医療機関を受診すべきです。

ただし、心原性脳梗塞ではＴＩＡが起こることはほとんどありません。いきなり大発作を起こし死に至ったり、一命を取り留めても重篤な後遺症が出たりする恐れが大きい脳梗塞として知られています。

ＴＩＡで起こる前ぶれ症状

1 片方の手足がしびれる、手足の先が冷える
2 片方の手足から力が抜ける
3 片足を引きずっていると言われる
4 わずかな段差や物につまずきやすい
5 呂律が回らない
6 言葉が出ない、理解できない
7 片側の視野が欠ける
8 物が二重に見える
9 めまいがする
10 ふらふらしてまっすぐ歩けない
11 経験したことのない頭痛がある

〈脳内出血〉

・脳内の出血で脳細胞が損傷を受ける

脳出血は脳の血管が破れて脳の中に出血し、頭蓋内圧が上がるなどで脳細胞が圧迫されダメージを受けることで、急な頭痛、運動麻痺《まひ》や言葉の障害、意識が遠のくなどの、さまざまな症状が起こる疾患です。脳溢血《のういっけつ》と呼ばれることもあります。

脳出血は脳内出血とくも膜下出血に大別されます。このうち脳内出血は、大脳の中のほうにある被殻に出血するタイプ（被殻出血）が最も多く、全体の約60％を占めます。ほかに、視床出血、小脳出血、脳幹部の橋の出血、皮質下出血があります。

症状の程度は出血箇所や範囲などによりさまざまです。軽いしびれ感だけの場合もあれば、一生手足の障害が残ってしまう場合もあります。さらには命の危険につながることもあります。

脳内出血の大部分は、高血圧が引き金になります。特に発生割合が高い被殻出血は、ほとんどの場合、高血圧が長期間続くことが原因です。1960年代までは効果的な降圧剤（血圧を下げる薬）がなかったため、脳出血による死亡者が多くいました。しかし、1970年代以降、血圧を管理する治療が進歩し、脳出血は減少していきました。現在では、脳出血よりも脳梗塞の発症者のほうが多くなっています。

そもそも日本人を含む東アジア人はほかの人種に比べて脳出血を起こしやすいことが分かっており、日本人にとって脳出血は今でもあなどれない存在といえます。

脳出血の高血圧以外の原因には、脳血管の異常（脳動脈瘤、血管奇形、もやもや病など）や、脳腫瘍からの出血、血液の病気、肝臓の病気、重症感染症などが挙げられます。また高齢者においては「アミロイドアンギオパチー」といって、アミロイドというタンパク質が脳血管に溜まって起こる血管障害による脳出血などがあります。しかし、それほど頻度が高いわけではありません。

脳内出血の治療としてはまず出血を止め、血の塊を取り除くことが行われます。脳出血の場合は血圧が高くなっていることが多いので、まず降圧剤を投与し血圧を下げ、出血を止める薬や、頭部がむくんでいる場合はむくみを取る薬を投与します。出血量が多い場合は開頭手術を行い、血の塊を取り除く場合もあります。

・脳出血の典型症状を表す「FAST」

脳出血で起こる症状は半身（右手足または左手足）の麻痺や感覚の異常、意識状態の悪化、目の動きの異常、目の見えにくさ、言葉の異常、歩行障害、頭痛、めまい、嘔吐《おうと》、痙《けい》攣《れん》、呼吸障害など多岐にわたります。しかし、これらの症状が表れたとしても、それだけで脳出血だと確実に判別できるわけではなく、ほかの病気でも同様の症状が見られることがあります。

脳出血の決め手となるポイントは、症状の内容そのものよりも「急に起こる」ことです。特に、顔や腕、言葉に関する症状に注目することで、判断がしやすくなるとされています。顔（face）、腕（arm）、言葉（speech）および時間（time。急に起こること）の頭文字をとった「FAST」を覚えておくと、万一のときに素早く判断する助けになります。次の一覧にあるような症状が急に表れたら、速やかに救急車を呼ぶことが重要です。

なお、これは脳梗塞にも当てはまります。

Face：フェイス　顔

　笑っても顔の片側が下がっていたり、口角が下がっている。

Arm：アーム　腕

　両手を挙げても片方の手が下がってきてしまう。

Speech：スピーチ　言葉

　呂律が回らない。言葉が頭に入ってこない。

Time：タイム　時間

〈くも膜下出血〉

・血管にできた瘤が致死率の高い破裂を起こす

脳は外側から硬膜、くも膜、軟膜という3層の膜によって守られています。このうち、くも膜と軟膜の間にあるくも膜下腔に血液が流入した状態をくも膜下出血といいます。脳には大小たくさんの血管が張り巡らされていますが、主要な血管である脳動脈は脳とくも膜の間に集中して走っています。その脳動脈が破れると、血液は脳とくも膜の間に広がります。これがくも膜下出血です。

くも膜下出血を起こすと、血液は短時間で脳の広範囲に及び、頭蓋内圧が上がるなどして脳に強いダメージを与えます。あっという間に昏睡《こんすい》状態に陥り突然死に至ることも少なくありません。

一般的に、発症すると約3割は1カ月以内に亡くなり、命が助かっても1割前後の人は

くも膜下出血

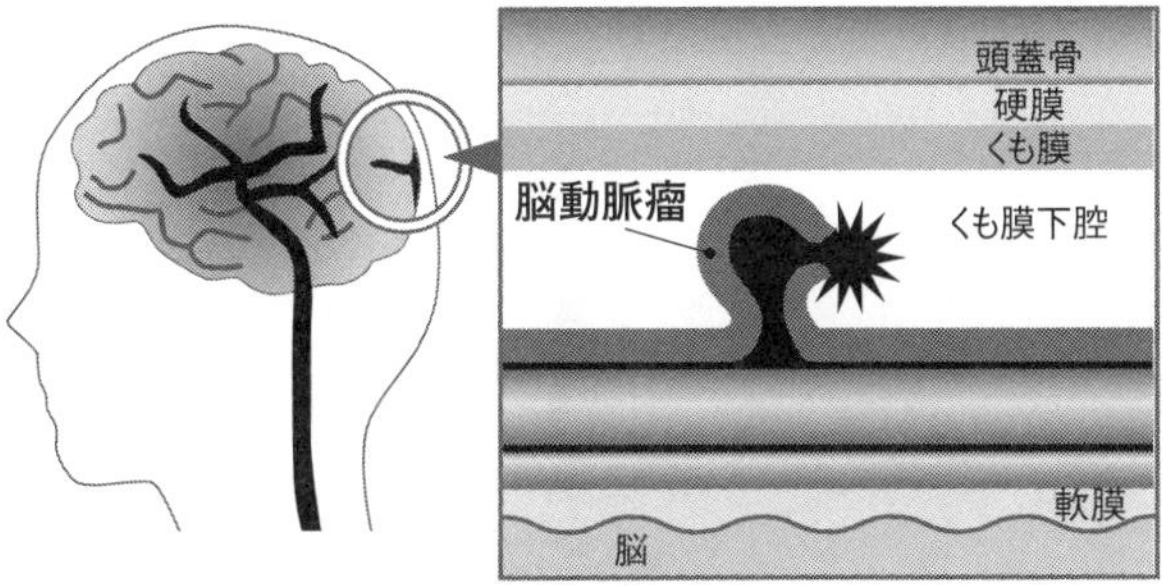

重い後遺症が出るとされています。脳梗塞や脳出血に比べると、初発時（初回の発作時）の死亡率が高いのが特徴といえます。

くも膜下出血の最も多い原因は、脳動脈の一部が膨らんでできた脳動脈瘤と呼ばれる瘤が裂けることです。

脳動脈は脳をとりまくようにして張り巡らされています。まず、心臓から脳への血流は、内頸動脈《ないけいどうみゃく》と椎骨《ついこつ》動脈《どうみゃく》という大きな血管をその通り道としています。

内頸動脈は、心臓から出た血液を首の前側に沿って運び、椎骨動脈は心臓から出た血液を首の後面に沿って運びます。そして左右の椎骨動脈は頭蓋内で合流

脳動脈瘤の好発部位

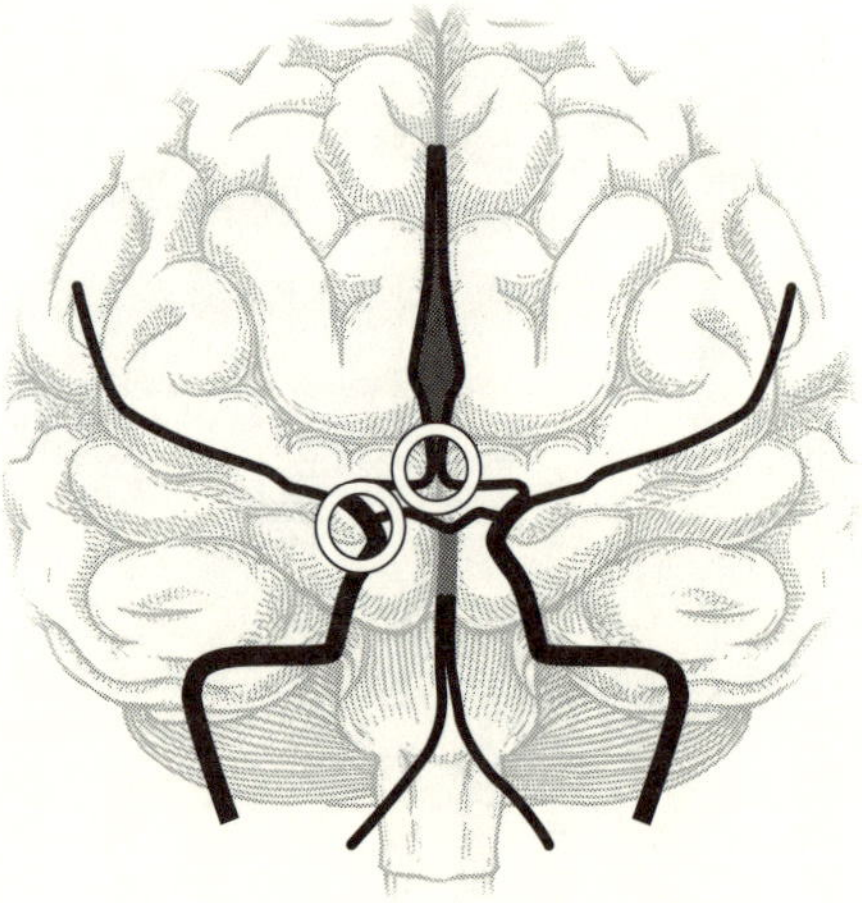

脳動脈瘤は、血管の分岐部（枝分かれした「股」の部分）にできることが多い。できやすい場所はある程度決まっている（前交通動脈、中大脳動脈、内径動脈後交通動脈）。

し、後頭部で脳底動脈となります。これらは脳底部でロータリーのようにつながっており、これをウィリス脳動脈輪といいます。そこから数本の脳動脈が脳内に張り巡らされ、くまなく血液を届けるようになっているのです。

脳動脈の中でもメインとなる太い動脈を大脳動脈といいます。太さは４㎜程度で、張り巡らされているエリアにより前大脳動脈、前交通動脈、中大脳動脈（以上内頸動脈側から分枝）、後大脳動脈《こうだいのうどうみゃく》、後交通動脈《こうこうつうどうみゃく》（以上椎骨動脈側）があります。

脳動脈瘤は脳動脈のどこにでも発生する可能性がありますが、特に血管が枝分かれした「股」の部分にできやすい傾向があります。

脳の奥深い場所にある前交通動脈、比較的脳の表面に近いところにある中大脳動脈、中央部の裏側にある内径動脈後交通動脈《ないけいどうみゃくこうこうつうどうみゃく》などが、脳動脈瘤のできやすい代表的な部位です。

・100人に3人以上が〝予告なき破裂弾〟を抱えている

脳動脈瘤の大きさはさまざまで、わずか1～2㎜程度の瘤が脳ドックで見つかったという例もあれば、2・5㎝を超えるような「巨大脳動脈瘤」と呼ばれるものもあります。

瘤がなぜできてしまうのかについては、これまで国内外で多くの研究が行われてきましたが、現時点ではその原因は明確には解明されていません。

脳動脈瘤は無症候性といって、破裂をしなければ何も症状は起こらず、命に関わることもありません。ゴム風船を膨らませるとゴムの厚みが薄くなるのと同様に、脳動脈瘤も膨らむことで壁が薄くなり、構造上破れやすくなることは確かです。しかし、長期間そのままにしていても変化がなく破裂しないものもあれば、どんどん大きくなって破裂に至るもの、さらにはさほど大きくなっていないのに破裂してしまうものなど、さまざまなタイプがあります。

現時点では、画像検査などの客観的な方法で破裂のリスクを正確に判別することは難しいのが実情です。たとえ脳動脈瘤が見つかったとしても、破裂の恐れがないことが何らかの検査で判明すれば安心できるのですが、現代医学ではまだそのような技術の開発には至っていません。高血圧や家族歴など破裂リスクを高める要因は分かっていますが、たとえそれらの要因にまったくあてはまらないとしても、破裂の可能性はゼロにはなりません。

このような厄介な脳の爆弾、脳動脈瘤をもっている人の割合は、成人の3~5%程度ということが過去の研究から分かっています。少なく見積もっても100人に3人はあるということですから、決してまれではありません。

脳動脈瘤のほとんどは存在しているだけでは自覚症状が出ないうえ、大きくなってきても症状が出るわけではないのでまず気づきません。まれに、脳動脈瘤が破裂する直前、例えば1週間前や数日前に頭痛がすることがあります。

これは脳動脈瘤から微量の出血が続いた場合に起こり、警告頭痛と呼ばれています。これが何度か繰り返されたのちに本格的な破裂に至ることが多いとされていますが、このような予兆が表れるのはごく一部のケースにすぎません。

また、眼のそばにある脳血管に脳動脈瘤ができた場合、目の神経である動眼神経《どうがんしんけい》が圧迫され片目がまぶしく感じたり、ものが二重に見えたりするなどの視覚障害が起きることがあります。これも脳動脈瘤のなかでは数少ない予兆といえますが、たまたま眼の近くに脳動脈瘤ができた場合に限られます。基本的にはなんの症状もなく突然破裂することのほうが圧倒的に多いです。

脳動脈瘤はひとたび破裂してしまうと、たちまち生命に危険が及ぶほどの重い症状が出ます。最も特徴的な症状は急激かつ極めて激しい頭痛で、よく「ハンマーやバットでガンと殴られたよう」とか「これまでに経験したことのないほどの痛み」などと表現されます。そのほか、吐き気や首の強い張り、意識消失などもおもな症状として挙げられます。たとえ米粒程度の小さな脳動脈瘤であっても、破裂すればくも膜下出血を起こし、命に関わる大きなダメージが脳に及びます。

脳動脈瘤のリスクが高まる要因はいくつかあり、まずは「大きさ」が重要な要素となります。脳動脈瘤は大きくなるほど破裂しやすく、特に7㎜以上になると危険性が高まるとされています。日本脳卒中学会のガイドラインには5～7㎜以上の未破裂脳動脈瘤に対しては手術を勧めています。ただし脳動脈瘤の形状やできた場所によっては、小さくても手術が望ましいケースもあります。

また、二親等以内（親、祖父母、きょうだい、子、孫）にくも膜下出血を起こした人がいる場合は、いない場合よりも破裂リスクが高いことも分かっています。

さらに、高血圧や喫煙、女性であることもリスクを高める要因となります。女性は統計的に破裂しやすい傾向が出ており、私はその理由を食生活や体質の違い、特に女性の血管が男性よりも細いことが影響しているのではないかと考えています。

未破裂脳動脈瘤のある日本人を対象とした観察研究によると、破裂リスクは全体で1年あたり0・95％であり、欧米人の約3倍にも上ることが分かっています。

日本における未破裂脳動脈瘤の大規模追跡調査に、「UCAS Japan」と呼ばれるものがあります。これは、日本国内の約280の医療機関が参加し未破裂の脳動脈瘤がある人を追跡した調査です。2001年から2004年の間に未破裂脳動脈瘤と診断された5720人（脳動脈瘤の数は6697個）に対して行われ、経過観察中に111人がくも膜下出血を発症しました。脳動脈瘤の大きさやできた部位、形なども調べられ、同じような脳動脈瘤でも日本人は欧米人に比べて約3倍も破裂しやすいことが明らかになりました。

しかもこの研究では、観察中に大きくなったり変形したりして破裂リスクが高まった脳動脈瘤に対しては、その時点で破裂しないよう処置し、研究対象から除外されています。したがって、もしなんの処置も行わなかった場合、実際の破裂リスクはもっと高い数値になっていたと考えられます。

なぜ欧米よりもリスクが高いのかは、高齢化による高血圧者が多いことや、腸内細菌との関連などさまざまな説が挙がっており研究の途上にあります。しかし、いずれにしても日本人であること自体がくも膜下出血の高リスク群である、という危機感は持っておくべきです。

脳動脈瘤は形状や発生した場所によって、小さくても破裂の危険性が高い場合があります。例えば、形がいびつだったり、脳動脈瘤の中に「ブレブ」あるいは「ドーター」と呼ばれる小さな瘤があったりすると、破裂しやすいことが分かっています。このような脳動脈瘤は、たとえ5㎜以下であっても注意が必要です。また、楕円のような細長い形をした脳動脈瘤も破裂しやすいとされています。

脳動脈瘤の破裂リスクは、形状だけでなく、できた場所によっても高くなることがあります。例えば、前交通動脈と後交通動脈という場所にできた脳動脈瘤は、3~5㎜未満の小さなものでも破裂リスクが高くなることが分かっています。

前交通動脈とは左右の内頸動脈を、後交通動脈は前方の内頸動脈と後方の大脳動脈をそ

脳動脈瘤の大きさと破裂率

動脈瘤の大きさ	全体	3-4mm	5-6mm	7-9mm	10-24mm	25mm≦
1年あたりの破裂率	0.95%	0.36%	0.50%	1.69%	4.37%	33.40%
ハザード比	-	1	1.13	3.35	9.09	76.26

日本人の未破裂脳動脈瘤6697個（5720人）を観察した研究。破裂率は脳動脈瘤全体では1年あたり0.95%であるが、大きくなるほどその率は高くなることを確認した。特に7㎜以上は統計学的に有意に破裂リスクが高い。

UCAS JAPANを基に作成

れぞれ連絡する短い動脈です。日本人は、これらの前交通動脈や内頸動脈後交通動脈分岐部に脳動脈瘤ができやすく、全体の7割を占めるともいわれています。そのため、日本人の脳動脈瘤は破裂しやすい傾向にあるといえます。

脳ドックなどで脳動脈瘤が見つかった人のうち約2割は、複数の脳動脈瘤を持っているとされています。脳動脈瘤ができやすい体質が存在するのかどうかは不明ですが、日本脳卒中学会のガイドラインでは、二親等以内に2人以上の脳動脈瘤患者がいる場合は、家族全員が検査を受けるべきだとしています。この場合、一般の人よりも約10倍脳動脈瘤を持つ可能性が高くなることが分かっているからです。

また、多発性嚢胞腎症《たはつせいのうほうじんしょう》という遺伝性の疾患を持つ人も、高い確率で脳動脈瘤を持っています。これは、医学論文で報告されています。また、正式な研究論文はありませんが、腸の慢性炎症と脳動脈瘤との間にも、私の経験からすると関連があるように感じます。

慢性炎症を持つ人は、全身の血管に炎症を起こしやすいことが分かっています。私が担当したある患者の例ですが、毎年のように新しい脳動脈瘤ができ、30年間にわたり計7回の手術を受けた人がいます。35歳の時から治療を受けており、破裂を未然に防ぎながら70歳に手が届く今でも元気です。幾度にもわたる手術を受けることは負担だと思いますが、処置さえすれば破裂の心配もなく、健康な人となんら変わらず長生きできるのです。

ここまでをまとめると、破裂のリスクを上げる要因として分かっているものは、次のとおりになります。しかしこれらに該当するものが一つもなくても、破裂することはまったくないとはいえないため注意が必要です。

・大きさ（5㎜以上）

・部位（前交通脳動脈瘤、内頸動脈後交通脳動脈瘤、中大脳動脈瘤）
・形状（形がいびつなもの、細長いもの）
・数（瘤が複数あるもの）
・生活習慣（高血圧、喫煙）
・既往（多発性嚢胞腎症）
・家族歴（二親等以内の血縁にくも膜下出血を発症した人がいる）

・命を守る脳動脈瘤の早期発見と治療の判断基準

脳動脈瘤は、できやすい特定の年代があるわけではなく若い人にも見つかります。破裂リスクも若ければ低いというわけではなく、年齢に関係なく注意が必要です。

私がこれまでに診たくも膜下出血の最年少患者は21歳の男子大学生でした。彼は駅前で暴れていたため、近くの精神科に搬送されましたが、そこの医師がひと目見て、これは精神症状ではなく脳の病気だと判断し、私が当時勤務していた大学病院に搬送されてきました。その医師の判断は的確で、実際にくも膜下出血を起こしていたのです。彼が暴れていたのは、おそらく出血によって頭蓋内圧が急激に上昇し、意識障害を引き起こしていたためだと考えられます。

若いといえば、十数年前に30代のプロ野球コーチが、くも膜下出血のため練習中に倒れ、その後亡くなったことがありました。当時、その出来事は大きく報道され、訃報の翌日、勤務先の病院に受診者が殺到したのをよく覚えています。そのコーチは倒れる直前に強い頭痛があったと報じられたことから、自分も頭痛持ちなのでもしや脳動脈瘤があるかも、と不安に思った人たちが病院に押しかけてきたのです。

頭痛持ちの人すべてに脳動脈瘤があるわけではないため、ほとんどの受診者には問題は見つかりませんでした。しかし、そのとき診察したなかで、30代半ばの女性に脳動脈瘤が見つかったのです。その人はのちに、「亡くなったプロ野球コーチのおかげで命を助けてもらった」と何度も話していました。

未破裂脳動脈瘤の治療方針は大別すると、経過観察か、発見された時点で治療を行うかのいずれかになります。

一般的には、脳動脈瘤が5㎜以上の場合、またそれより小さくても形がいびつで破裂のリスクを上げる要因がある場合は、早期に治療を受けるよう勧めます。ただし、高齢者の場合、年齢によっては寿命を迎えるまでに破裂するリスクが限りなく低いケースも考えられるため年齢も考慮します。私は通常、70歳前半までの患者に対して手術をすすめています。

日本人の年間の破裂率は約0・95％です。例えば、女性の平均余命が87歳から88歳だとすると、70歳前半の患者はあと10年以上、生きる可能性があります。70歳前半の患者が15年生きると仮定した場合、その間に脳動脈瘤が破裂する確率は十数％にも達することになります。そうなると計算上では、手術をしないままでいると寿命がくる前に突然死してしまう恐れがあるので、手術するほうがよいという判断になるのです。

年齢の次に私が重視しているのは、患者が元気であるかどうかです。例えば認知症がある場合、脳が弱っているため手術の適応が難しくなりますし、まったく歩けないような状態の人にも手術を行うことはまずありません。もちろん、患者自身の意向も尊重します。究極の選択といえるかもしれませんが、患者本人が手術と破裂のどちらを恐れるかということです。
医療者としては手術をするほうが望ましいケースでも、本人が手術に難色を示した場合、そのまま様子をみることもあります。一方、小さくて形も不規則ではなく今のところ経過観察でもいいと医療者が思っても、とにかく破裂が怖いので、破裂の可能性がゼロでないのなら手術を希望する人もいます。私たち医療側は、治療した場合、しなかった場合の両方について起こりうるリスクを十分に説明しますが、最終的には本人の意思を尊重することになります。

5㎜未満で形もいびつではなく、できた場所も特に破裂リスクが高いところでなければ経過観察の対象となります。しかし中には、数%程度ですが経過観察中に大きくなってくるものもあります。どのような脳動脈瘤が大きくなるのか、現時点では明確な予測ができません。以前、脳動脈瘤の拍動の変化を心電図で観察し、その柔軟性から成長の予測を試みた研究もありましたが、明確な関連性は見つかりませんでした。破裂リスクの高い要因はある程度解明されていますが、脳動脈瘤が大きくなるリスク要因についてはまだ十分に解明されていないのです。

経過観察中は定期的にMRI検査という、磁場を利用し脳の内部や血管を映し出す画像検査を行います。その頻度については、不安だからと半年に一度を希望する人もいますが、基本的には1年に1回で十分です。1年後の検査で脳動脈瘤が大きくなっていたら、破裂のリスクが高いと判断されるので早急な手術を検討すべきです。

一方、数年間にわたり年1回検査を受けていても大きさがずっと変わらなければ、その後も破裂するリスクは非常に小さいと考えられます。

・治療の選択肢は開頭または血管内治療

未破裂脳動脈瘤の治療は、開頭手術と血管内治療に大別されます。開頭手術ではクリッピング術と呼ばれる、頭部をメスで切開し、頭蓋骨を開けて、脳動脈瘤の根元を医療用のクリップで挟み血流を遮断する治療が行われます。一方、血管内治療とは、手首の血管や大腿動脈という足の付け根の太い動脈から脳動脈瘤の中までマイクロカテーテルという太さ1㎜以下の細い管を1本通し、脳動脈瘤の内部に細い金属製のコイルを詰めるなどして塞栓《そくせん》させる治療法です。

開頭手術の長所は、血管内治療では見られない親血管（脳動脈瘤が発生した血管）の様子を直接確認しながら脳動脈瘤の根元にクリップをかけられる点です。特に中大脳動脈と呼ばれる脳の表面にある動脈にできた脳動脈瘤は、開頭手術のほうが簡便にできます。中大脳動脈は表面から約2㎝以内のところに位置しているので、開頭すればすぐに確認できます。

もちろん、中大脳動脈の脳動脈瘤に対してもコイルを使った血管内治療により処置することは可能です。しかし、まれにコイルでは対応しにくいケースもあり、その場合は開頭手術を行います。

一方、開頭手術でリスクがあるのは、患者が血液をさらさらにする薬を服用している場合や、脳動脈瘤が石灰化して硬くなっている場合です。このような状況では、クリップで脳動脈瘤を挟むのが難しくなります。また、動脈硬化が進行している患者では、クリップを挟む際に血管の中のプラークが移動し、血流が悪くなることがあります。

しかし、現在では術中血管撮影や血流計を用いて、手術中に血流を測定することが可能です。さらに脳波を測定することで、手術中に脳への血流が十分かどうかを確認することもできます。そのため、手術が終わって麻酔が覚めたあとに麻痺が出るかどうかを心配する必要はありません。手術中にすでに確認できるのです。

頭を切るということに対し怖いイメージを持つ人も多いですが、さまざまなモニタリング技術の発展により、開頭手術の合併症は非常に少なくなっています。また手術自体の歴史が長く安全な手技が確立されているので、開頭という言葉がもつイメージほどには怖くはありません。

剃髪《ていはつ》が嫌だという声もよく聞きますが、近年は、脳動脈瘤の開頭手術は無剃毛で行われるのが一般的です。手術部位の周囲の髪を分け、硬めのポマードでしっかりと固めたうえで、切開するラインをマーキングします。手術後はホチキスのようなクリップで固定し、術後に患者の頭をシャンプーし、リンスまでしてからＩＣＵに移動します。手術室にはシャワー設備も備わっているため、清潔な状態でＩＣＵに入ることができます。

一方、血管内治療は国内では2004~2005年頃から普及しはじめ、急速に装置等の開発が進み、今では脳動脈瘤の手術の約9割を占めるまでになっています。基本的には太ももからカテーテルを入れて瘤内に達したら、そこからワイヤー状のコイルを出し、瘤の内部を埋めるようにして塞栓、つまり血液の流入をなくします。

この治療法には昨今、いろいろなバリエーションが登場しています。ステントを親血管に留置する方法もその一つで、広く行われています。ステントとは金属製のチューブのような器具で、血管を内側から支え狭窄するのを防ぐ目的などで使われます。ステントを使用すれば手術は簡便になりますが、私自身は親血管に異物を残すことには懸念があります。脳動脈瘤の患者は、脳動脈瘤自体が問題であっても、親血管は通常正常です。そのため、私は親血管に余分な異物を置くことは避けたいと考えています。

以前は、親血管内にカテーテルが達したら、そこでバルーンを膨らませ血管を広げてから脳動脈瘤にコイルを詰める手法が主流でした。この場合コイルで塞栓したあとは、バルーンをしぼませて取り除くので、治療後にはコイル以外何も残りません。

また、ステントを入れると、血液をさらさらにする抗血小板薬を少なくとも1年間は服用する必要が生じます。その間に交通事故や突然のけがなどで出血すると、止まらなくなる危険性もあります。ステントを使わずコイル塞栓した場合も抗血小板薬を飲む必要はあるのですが、1カ月間で済むため、こうしたリスクはまず心配ないといえます。

ステントは確かに優れたデバイスですが、異物を体内に残したくないという考えや、長期間にわたる抗血小板薬の使用を避けたいという理由から、私は親血管が曲がっていたり複雑に入り組んでいたりするなど、どうしても必要な場合を除いてはステントを使用しない方針で治療を行っています。ただしステント使用に関しては医療機関ごとの方針に委ねられており、多用している施設もあります。

比較的新しいところでは、フローダイバーターというデバイスがあります。これはステントの一種で、脳動脈瘤に直接使用されるのではなく、脳動脈瘤の手前に配置されます。通常のステントは粗い格子のような構造で、血流はその隙間から脳動脈瘤のほうへ通ってしまいます。そのために別途コイルを脳動脈瘤に詰め、塞栓する必要があります。しかしフローダイバーターは非常に細かい網目構造を持っており、血流を脳動脈瘤のほうへ通すのを制限することができます。これにより、コイルを詰めたりしなくても脳動脈瘤への血流が徐々に減少し、血栓化といって破裂しない状態にできるのです。

フローダイバーターは、４㎜以上の脳動脈瘤に対して適応されており、小さな脳動脈瘤にも効果を発揮します。10㎜以上の大きな脳動脈瘤に対してコイルだけで治療を行うと、再発のリスクが高くなります。そのため、このようなケースではフローダイバーターを使用することが推奨されています。

フローダイバーターを使用する際には、課題もあります。それは、血液の凝集能《ぎょうしゅうのう》（どれほど血液が固まりやすいか）を正確に測定するための機器が必要である点です。この機器は高価であるため、どの施設でもこの治療が行えるわけではありません。そのため、フローダイバーターを用いた治療を行っている施設は限られているのが現状です。

ただし、フローダイバーターでなければ処置が難しいような大きな脳動脈瘤は少なくなってきているのも事実です。以前は、２㎝の脳動脈瘤が見つかるようなケースもありましたが、昨今はＭＲＩの普及により脳ドックで早期のうちに見つかるというケースも増えており、そのほとんどは５㎜前後の小さいものです。人間ドックで偶然見つかったり、頭痛の診察でたまたまＭＲＩを撮った際に発見されたりすることが多いです。

なお、血管内手術において考えられるリスクとして、コイルが親血管に飛び出してしまう可能性があります。また、脳動脈瘤にカテーテルを挿入する際、誤って脳動脈瘤を突き破り、破裂させてしまうリスクもゼロではありません。しかし、そのようなアクシデントがないよう、治療中はモニターで血管の様子を見ながら行っていますのでまれといえます。また、異物であるコイルを挿入することで、その部分に血栓ができ、脳梗塞を引き起こす恐れもありますが、治療後の定期検査でチェックするなどの対策で未然に防ぐことは可能です。

現在では、ほとんどの脳動脈瘤は血管内治療による処置ができるようになり、開頭手術は少なくなりました。感覚的には、開頭：血管内＝1：9ほどの差があるといえます。私が理事長を務める東京天使病院（以下、天使病院）でも、現在ではほとんどの患者が血管内治療を希望しています。合併症の発生率もほとんど変わらなくなってきたため、頭を開けない治療法を選ぶ人が増えているのです。昨今はインターネットで簡単に情報を調べられることもあり、多くの人が血管内治療の存在を知っています。開頭しないで済むならそのほうがいい、ということで血管内治療を望む患者が多いのです。

しかし、医師から見ると開頭手術が望ましい症例もあります。例えば中大脳動脈にできた脳動脈瘤は太い血管が入り組んでいる場所にできており、親血管を残しながらコイルを詰めるのが難しいのです。この場合は、血管を目視しやすい開頭手術のほうが適しているといえます。

現在ではステントを使って親血管を守りながら血管内治療を行うことも可能ですが、すでに説明しているとおり、ステントを用いると抗血小板薬、いわゆる血液をさらさらにする薬を飲まなければならず、予想外の出血時に血が止まらなくなるといったリスクが高くなります。そのため、中大脳動脈にできた脳動脈瘤の処置は、開頭手術のほうが安全で確立された方法です。

近年では、血管内手術と開頭手術のいずれか一方を専門とする医師が増えています。しかし、両方の手術を行える医師であれば、それぞれの利点と欠点を理解したうえで、症例ごとに最適な方法を選択することが可能です。

脳動脈瘤の治療法は非常にバリエーションが増えており、体への負担が少ない治療が主流になっています。しかし、手術中にコイルやカテーテルが血管や脳動脈瘤を損傷し、出血などの術中合併症が起こる可能性はゼロではありません。どちらかといえば女性に多く発生する傾向が見られますが、これは一般的に女性のほうが男性よりも血管壁が柔らかいことが関係しているのではないかと考えられます。こうしたリスクについては、患者に十分説明したうえで、受けるかどうかを考えてもらいます。

しかし、その発生率は技術や装置等の進歩を背景に今では非常に低く抑えられていま す。統計上ではさまざまな論文でその発生率は約5％とされているものの、昨今では実際にはほぼゼロに近いといってもいいと思います。

大きな脳動脈瘤や、できた場所や形状によって難易度が高いとされる脳動脈瘤に対しても、日本で長年行われ確かな実績がある開頭手術と、新しい技術を結集した血管内治療から、病状によって最適な方法を選ぶことができ、安全に治療することが可能な時代になったということです。

破裂脳動脈瘤は速やかに止血

脳動脈瘤が破裂した場合も、基本的には治療法は同じです。出血を起こしている脳動脈瘤を塞栓させるなどし、出血を止める処置を行いますが、破裂脳動脈瘤の処置にステントは使えません。血栓性の合併症が起こるかもしれないからです。

くも膜下出血には水頭症といって脳や脊髄を循環している髄液が頭蓋内にたまる合併症がしばしば起こりますが、これに対してはチューブを挿管し排出するドレナージという処置を行います。なお、出血した血はどうなるのかと疑問に思う人もいるようですが、これは何もしなくても自然に排出されていきます。

一般的には処置をしても患者の3分の1は亡くなり、3分の1は重い後遺症が残るといわれている厳しい病気であることに変わりありません。ただ、出血しても早期に処置できれば、後遺症もなく元の生活に戻れる可能性が高くなります。私のこれまでの経験では、病院に運ばれてきた際に意識がしっかりしている患者であれば、かなり高い確率で回復が見込めます。

たとえ90代の高齢者でも、意識が明瞭であれば助かる可能性が高いので治療を行います。未破裂の脳動脈瘤の場合は、90代の患者に手術をすすめることはまずありませんが、破裂している場合は治療が必要です。そうしなければ1カ月以内に約50％の患者が再破裂し、再破裂した患者の約70％が死亡するといわれているからです。病院に運ばれてきたとき、たとえ出血がいったん止まっていたとしても、その後何も処置をしなければ1カ月以内に再破裂し、その際の死亡率は非常に高くなるということです。

来院時に意識がない患者であっても瞳孔が反応していれば、脳幹という重要な脳の部分が生きている証拠です。そのため、こういったケースではあらゆる処置を行います。80代で重度の意識障害がある場合、社会復帰は難しいかもしれませんが、70代までの患者であれば多くのケースで回復が見込まれます。

1990年代までは、意識障害のあるくも膜下出血患者に対して手術が適応されませんでした。つまり手の施しようがなく、患者は病院のベッドで死を待つような状況だったのです。

しかし私はなんとかしてこうした人たちも救いたいと思い、私の指導役であった教授に、「3年間だけ、意識障害のある患者も含めて手術を行わせてほしい」と申し出ました。その願いは聞き届けられ、当時手術の適応外だった重度のくも膜下出血（くも膜下出血の重症度を表すスケールであるWFNSグレードの4および5）の患者数十人に手術を行えることになりました。その結果、うち約6割の患者が意識を取り戻し、退院時には自力で歩けるまでに回復したのです。

もっともこの好成績の裏には、医療スタッフの涙ぐましい努力がありました。私は3年の間ほとんど休みをとらず病院で寝泊まりし、ほかのスタッフとともに患者のケアにあたりました。月に1、2回しか帰宅できないこともありましたが、救えると信じた命を見捨てたくはなかったのです。

昨今は意識障害があっても、患者の全身状態が良いなど個別の状況により手術が可能と判断できれば行う施設も増えてきています。ただし、救命できる可能性は意識障害がないケースよりも低く、助かっても後遺症が出て長期のリハビリが必要になることも多々あります。一般的に、くも膜下出血を起こした場合、さしたる後遺症がなくても退院までに1

カ月程度はかかります。

それに対して、未破裂のうちに見つかり、処置を行った場合は血管内治療で5～6日、開頭手術の場合でも8～9日程度の入院で済みます。もちろん個人差があるので必ずとはいえませんが、くも膜下出血を起こしてしまった場合に比べて社会復帰まで短期間で済むのは確かです。

破裂してしまってからではなく、未破裂のうちに発見し、検査を経て手術が望ましいということになれば、早めに処置をするほうが人生の時間を有意義に使えますし、かかる医療費も少なくて済みます。その発見できる唯一といってもいい機会が、脳ドックなのです。

［第3章］

突然死の芽を早期に摘み取る
脳ドックが見つける脳疾患の予兆

脳動脈を「見える化」し、小さな異変も見逃さない

脳ドックで使われる検査機器は、おもにMRIという装置です。名前を聞いたことがある人や、実際に検査を受けたことがある人は結構いると思いますが、どんなメカニズムで画像を写すのかとか、特徴についてはあまりよく知られていないと思います。画像検査を行う大掛かりな装置にはほかにCTという機器もあり、一般の人にはしばしば混同されがちですが、原理はまったく違います。

また、MRIを使って行われるMRAと呼ばれる検査も近年は広まり、脳ドックを行う施設のほぼすべてでメニューに入っているといっていいほどです。しかし知名度はMRIほど高くはなく、違いが分からない、という人も多いです。

MRIもMRAも画像化のメカニズムは共通しており、磁場を利用しています。人体の半分以上は水分、厳密にいえば水素原子で構成されています。強い磁場の中で外から電磁波を体に与えると、体内の水素原子が共鳴し、振動します。それを電気信号に変換し、画像化するというのがMRIの原理です。MRI検査では、筒状の装置に入ったあと、工事

MRIの仕組み

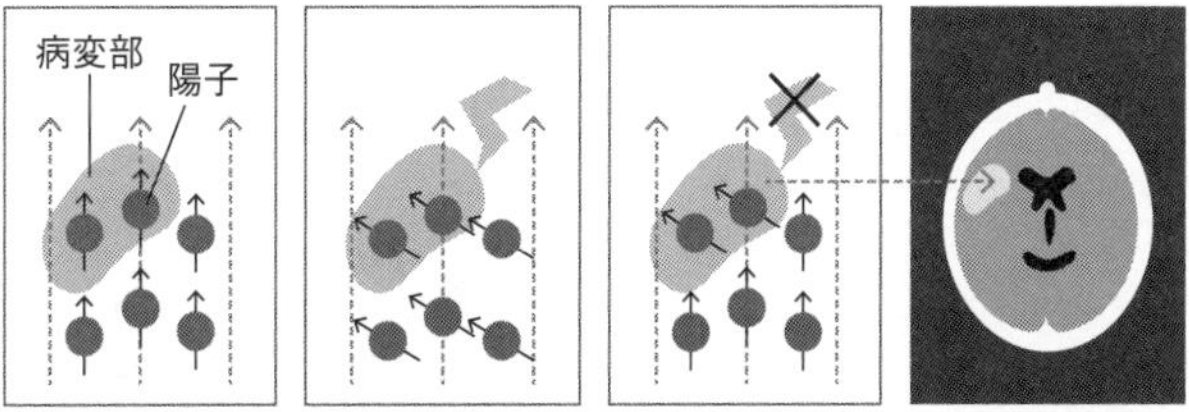
強力な磁場をかける
電波（ラジオ波）を照射
照射をやめる
磁場の戻る時間の差を画像化

人体はさまざまな原子で構成されている。原子は原子核と電子から構成されており、原子核はさらに陽子と中性子から構成される。そして陽子には磁場があり、ふだんはさまざまな方向を向いているが、MRIの機器に人が入ると、強力な磁場によりばらばらの向きだった陽子が同じ方向を向く。そこに特定の周波数の電磁波を当て、その強弱によって起こる陽子の向きの変化を信号化し、画像化する。

現場のようなカンカンという大きな音が鳴り響きます。

これは実は空気振動の音です。非常に強力な磁石の中で、磁場を発生させるために電流が流れると周辺の空気が振動し、それがあのような音になるのです。

少し専門的な話になりますが、MRIの原理はNMR（核磁気共鳴）と呼ばれる、原子核に磁場を与えるとエネルギーの低いほうから高いほうへ遷移が起こる現象で、1946年にアメリカハーバード大学のエドワード・ミルズ・パーセル、同スタンフォード大学のフェリックス・ブロッホにより発見されました。

これをもとに医療への応用研究が進み、1973年に世界初のMRI装置が登場したのです。なお両氏はこの功績で1952年にノーベル物理学賞を受賞しました。

一方、MRAはMRIを利用した血管撮像検査で、磁気共鳴血管撮影法といいます。MRIで脳を撮影すると、脳はMRIが発する信号の強弱により白黒の濃淡で表されます。液体成分は黒っぽく写り、脂肪組織は白っぽく写ります。一方、MRAで撮影すると血管のみが黒く映し出されます。これは血流の信号のみを処理し画像化するためです。最も大きな特徴は造影剤を用いることなく脳血管、特に脳動脈の形態をくっきりと立体的に映し出せることです。MRIは脳出血、脳腫瘍、脳梗塞などの脳の異常全般の、MRAは脳動脈瘤の検出に優れています。

この技術が実用化されはじめたのは1996年頃のことです。

かつてMRIはCTに比べ撮影にかかる時間が長く、デメリットとされてきました。しかし今はマルチスライス法といって、一度に何枚もの断層画像を記録し、それをコン

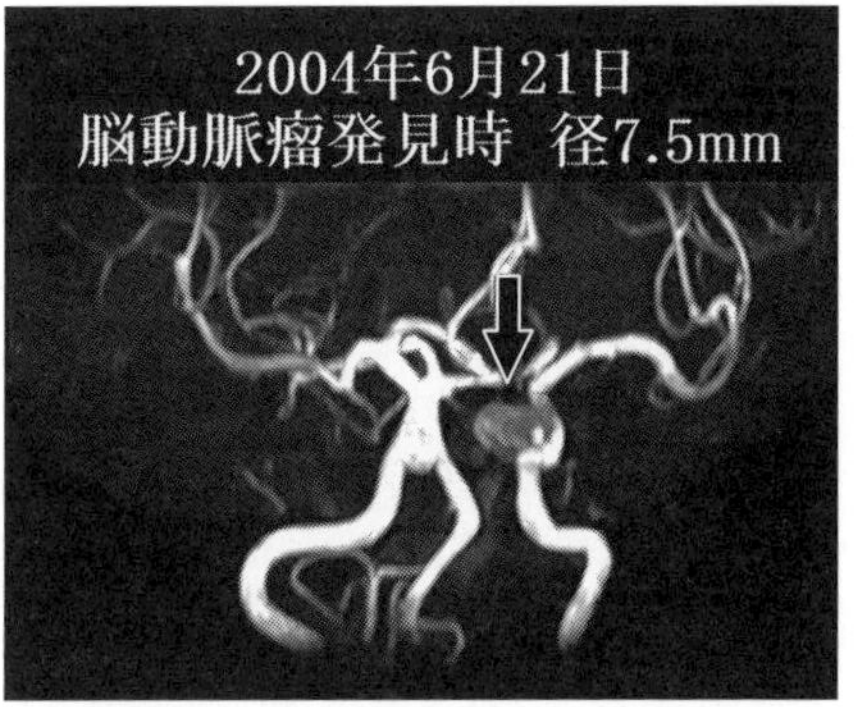

ピュータですばやく処理し立体的な画像データにする方法がとられており、撮影時間の短縮化が実現しています。

簡単にいうと、脳を薄い輪切りにするように撮影位置を細かく変えて写真を撮り、コンピュータで何枚にも及ぶ薄切り写真を統合して立体的に見えるようにする、ということです。当然ですが、スライスの厚さが薄いほど精緻なデータが得られます。ちなみに天使病院のＭＲＩではわずか１㎜の厚さで膨大な数の断層写真を撮るので、ごく小さな病変も逃さず映し出すことが可能です。

右の写真は天使病院の職員が脳ドックを受けた際のＭＲＡ画像です（本人の許可を得て掲載しています）。矢印の先に小さな丸い膨らみがありますが、これが脳動脈瘤です。径は約７・５㎜の大きさで、入り組んだ親血管のかげに隠れるような場所にありますが、

ＭＲＡなら逃さず映し出すことができます。この大きさでは、破裂すれば命に関わるので、事前に見つけることには大きな意義があります。この職員は1年間の経過観察後、大きくなってきたために血管内手術で処置し、今も元気に働いています。

脳ドックでＭＲＩやＭＲＡ検査を受ければ、未破裂脳動脈瘤がある人の90％以上は、脳動脈瘤を発見できるといわれています。つまり、脳ドックは脳動脈瘤を発見するとても有効な手段なのです。

被曝《ひばく》ゼロ、造影剤不要の簡単に受けられる検査

ＭＲＩの大きな特徴の一つに、被曝ゼロが挙げられます。例えば同じ画像検査の一つＣＴでは、放射線を使って画像化するため、わずかですが被曝があります。画像検査のなかでは歴史が古く最も一般になじみがあるであろうＸ線（レントゲン）も、放射線を使います。しかし、磁場を利用するＭＲＡでは放射線を使用しないため、被曝を避けることができます。

だからといって、ここでＣＴやＸ線が人体に害であるなどと言うつもりはありません。

妊婦など、放射線を避けるほうがよい人は確かにいますが、年に何度も放射線を使った検査を受けるのでなければ健康への影響は心配いりません。過剰に反応するのは考えものです。

検査で異常の有無が分かるメリットと、被曝のデメリットを天秤にかければ通常はメリットのほうがまさります。しかしそれでも、被曝はないにこしたことはありません。その点、ＭＲＩは被曝を気にする人にとってはメリットがより大きいといえます。

また、造影剤を用いずに撮影できるのも特徴です。ＣＴで脳を撮影する場合は、組織のコントラストを明確に出すために造影剤を使用することがありますが、造影剤でアレルギー反応が出る人には問題となってしまいます。ＭＲＩも検査部位によっては造影剤を使用することがありますが、頭部のＭＲＩ、ＭＲＡでは不要なので、アレルギーの心配がありません。

余談になりますが、私が１９９３年、天使病院に初めてＭＲＡを導入した際、都内の脳外科の医師を招待して見学ツアーと説明会を行ったことがありました。当時ＭＲＡを入れている施設は少なかったため大勢の医師が見学にきました。そこで出た質問でいちばん多かったのが造影剤はどんな薬物を使うのかというものです。私が、造影剤なしで撮影できるんですよと、実際の検査画像を見せたところ、こんなに明瞭に写るのかと、とてもびっくりされたものでした。

ＭＲＩやＭＲＡは、撮影にあたって薬を飲んだり、朝から絶食したりなどの事前処置は一切ありません。当日施設へ行き、検査着に着替えて装置の中に仰向けに入るだけです。40～50分で検査は終わり、それで脳のすべてが分かるのです。

ただ、このように簡便に思える検査でも禁忌はあります。例えば体になんらかの金属が入っている場合、その金属部に磁場が反応して体に害が及ぶ恐れがあります。次ページの〈検査が受けられない場合〉に該当する人は、受けても問題ないかを事前に検査施設へ確認することが必要です。入れ墨やアートメイクなどの顔料にも金属が含まれていることが多いので、確認が必要です。

妊娠中の場合、ＭＲＩ検査を受けても胎児に影響しないとの研究報告は出ていますが、安全性が確立されているとまでは言いきれません。そのため、特に妊娠初期には念のため行わないという考え方が一般的です。

狭い空間が苦痛という理由でＭＲＩを敬遠する人もいますが、最近の装置は閉塞感をできるだけ抱かせない工夫がされています。昔は俗にトンネル型と呼ばれる、狭い筒の中に入るようなタイプが一般的で圧迫感がありましたが、今はオープン型といって左右に開口部があり、空間が広いタイプのものも普及しています。

また、検査中の音もオープン型のほうが静かです。装置に入ることへの恐怖の感じ方には個人差がありますが、これまでの天使病院での検査状況を見る限り、極度の閉所恐怖でなければ受けられると思います。

〈検査が受けられない場合〉

- ペースメーカーを装着している
  （ただし近年は、装着していても撮影可能な装置もある）
- 脳動脈瘤クリップが頭部に入っている
- 心臓の血管にステントが入っている
- マグネット式の義歯が入っている

・人工内耳を装着している
・入れ墨がある
・極度の閉所恐怖症
・妊娠している
・咳がひどい時（体が動いてしまうと正確な検査結果が得られないため）

脳動脈瘤以外の脳の異常も早期発見できる

脳ドックは脳全般の健康状態を調べる検査なので、脳動脈瘤に限らず自覚症状のない脳の異常の早期発見に優れています。具体的な検査項目は施設やメニューによって異なりますが、代表的なものは次のとおりです。

●無症候性脳梗塞

糖尿病や高血圧のある人や、健康診断などで中性脂肪やＬＤＬコレステロール、尿酸の値が高いと指摘されている人のなかには、脳の深部にある細い血管の脳梗塞（ラクナ梗塞）が見つかる場合があります。梗塞があっても無症状か、しびれなどが短時間に起こりすぐ消失するので無症候性脳梗塞と呼ばれます。見つかった場合は生活習慣の改善をしながら経過観察をしていきますが、無症候性脳梗塞があると、すでにもっと太い血管にも動脈硬化が進んでおり、症状の出る脳梗塞を発症するリスクが高まるので注意が必要です。

また、近年は認知症の誘因になるともいわれています。

●脳動脈・頸動脈の狭窄あるいは閉塞

血管の内腔が狭くなったり詰まりかかっていたりする状態も脳ドックで見つけられます。これは動脈硬化が進んでいることを意味し、放置すると脳梗塞のリスクが高まります。状態に応じて薬物療法や、生活習慣の見直しで進行を抑えれば、脳梗塞の予防につながります。

●脳腫瘍

脳腫瘍は頭蓋骨内に存在する腫瘍の総称で、さまざまな種類がありますが大きく頭蓋内で発生する原発性と、体のほかの部位にできた腫瘍（がん）が脳に転移し大きくなる転移性に分けられます。また、脳腫瘍のすべてが悪性、すなわちがんということではなく、なかには良性のものもあります。脳腫瘍は大きくなると多くの場合、運動や言語、感覚の障害など多岐にわたる症状を呈しますが、小さいうちは無症状のこともあります。脳ドックでは無症状の脳腫瘍も早期発見することができます。

●慢性硬膜下出血

慢性硬膜下出血は、脳表面の血管がなんらかの原因で出血し、脳を覆う3つの膜のうち最も外側にある硬膜と脳との間に血液が溜まる病態を指します。出血量が多くなると脳を圧迫し、患部の場所によって頭痛やめまい、嘔吐や吐き気、歩行困難などさまざまな症状を呈するようになります。脳ドックでは、症状が出ていないか出てもすぐ消えるような初期の出血状態でも発見することができます。

なお、脳梗塞のなかでも重症度が高い心原性脳梗塞は、頸動脈の動脈硬化が進んでいると発症リスクが高くなります。これは頸動脈エコー検査で調べることができ、多くの施設で脳ドック受診時にオプションとして提供されています。

〈脳ドック　検査の流れ〉

1. 受付
2. 着替え：検診着に着替える。金属製のアクセサリーや磁気に反応する成分を含む化粧品、カラーコンタクトレンズなどは外す
3. 検査：MRI、MRA、頸動脈エコーなどの検査を受ける
4. 結果の説明：天使病院では万一の見落としがないよう、放射線科医、脳外科医、理事長の私の3人がすべての画像データに目を通し、異常の有無を確認。検査後約1週間後に結果と、異常があった場合の今後の対策、生活習慣の改善などについて話をする

若い人にこそ勧めたい

ドックと聞いて、中高年世代が受けるものといったイメージを抱く若い世代も多いと思います。実際、企業が福利厚生の一環として従業員に人間ドックの受診機会を提供する場合、原則40歳以上などの条件を設けているところも少なくありません。

確かに、がんや心筋梗塞、脳卒中といった、日本人の死因の上位にくる疾患は中高年以降に発症リスクが高まることが分かっているので、企業や健保組合の財源を有効に使うという意味でも、このように年齢の条件を設ける対応は順当といえます。

しかし、くも膜下出血の原因となる脳動脈瘤は事情が違います。好発年代というものはなく、若いうちからできている可能性は十分にあり得ます。生まれつきの血管の奇形があれば、子どもの頃から脳動脈瘤ができている可能性もあります。知らないうちに〝爆弾〟を抱えて生活している若い人もいるかもしれないのです。

脳動脈瘤は見つかりさえすれば破裂前に処置できるので、若いうちに一度は脳ドックを受けておくほうが、突然死のリスクを回避できその後の長い人生を安心して生きられるようになるのは明らかです。仮に脳動脈瘤があったとして、知らないまま30代で破裂し、くも膜下出血で帰らぬ人になってしまうのと、20代でドックを受け見つけることができて、破裂する前に処置して80~90代まで長生きするのとでは大違いです。

一生に一度は脳動脈瘤の有無を調べることで、少なくともくも膜下出血による突然死は防ぐことができるのです。

脳ドックの黎明《れいめい》期からの関わり

人間ドックの「ドック」の語源は、船の整備を表す英語からで、第二次世界大戦後から徐々に広まってきました。脳に特化した脳ドックは遅れること約30年、1988年頃から行われるようになりました。その後、ハードにあたる検査装置も、ソフトにあたる画像解析の技術も日進月歩の勢いで向上し、今では目視がまず困難な微細な病変や入り組んだ場所にある病変も発見できるようになりました。

天使病院は1960年に医療法人社団玉栄会東京天使病院として発足しましたが、当時は精神科単科の病院でした。

1988年、私が理事長に着任した当時、日本の精神科病床数は約35万床もあり、これは世界の精神科病床の20％を占めるほどでした。国は10万床の削減政策を立てていましたが精神科病院・病棟は長期入院者が多く、天使病院でも平均在院日数がなんと約10年にもおよび、患者は高齢化し入退院による患者の入れ替わりも年30人程度にすぎず、病院というよりは療養所のような雰囲気でした。

国の削減方針もあり、私には精神科病院はもうやめて、高齢化社会に向け病院を再建しようという考えがありました。そこで、一般内科を中心にした病院へと生まれ変わるべく改革に着手したのです。

バブル経済真っただ中に病院敷地を売却し、その売却益を病院再建の資金として新病棟を建設し、1993年9月20日に新しい東京天使病院が誕生しました。そして、その後13年かけて精神科から一般内科へとシフトするとともに、地域にとって悲願の救急医療を開始しました。なお天使病院は現在も、八王子市西部地区では唯一の救急病院です。

私は東海大学医学部付属病院の救命救急科にいたので、東京天使病院に着任するときには救急を行うことを期待されていました。私としても天使病院が救急を行うことで、地域医療の核となる存在でありたいと思いました。

当初は、かつての精神科病院のイメージが強かったこともあり、救急病院として認知されるまでには時間がかかりましたが、新しい住民がこの地域に増えていったこともあり、年を追って天使病院への搬送件数も増えていきました。

脳ドックを始めたのは、新病院として地域に定着してきた1993年のことです。もともと、病院を精神科から一般内科へと作り替えようと考えた際、優秀な医師を集めたいという思惑がありました。そのために、最新鋭のシステムを何か一つでも入れて医師を呼び込む目玉にしたいと考えたのです。

そこで着目したのが「脳ドック」です。東海大学付属病院時代には、毎年100人を超えるくも膜下出血患者の悲惨な姿を目の当たりにし、事前に脳動脈瘤の存在が分かっていれば助かっていたかもしれない、という思いを常に抱いていました。そしてMRI、MRAが日本に登場し始めた頃、その優れた検出力に着目し、1988年に日本で初めての脳ドックが実施されました。1992年には日本脳ドック学会（旧脳の人間ドック研究会）が発足し、私はその発足当時から参加しています。

脳ドックはこれから、脳疾患による突然死や後遺症から多くの人を救えるはずだという思いをずっと抱いていました。また、新病院に特色を持たせたいという経営的な判断も加わり、MRAを導入するに至りました。当時、近隣の東京医科大学八王子医療センターといった総合病院にもまだMRAはなく、天使病院が八王子市内では初めての脳ドック実施施設となったのです。

開始後、2000年までに971人の受診があり、そのなかで未破裂脳動脈瘤も30例近く発見しました。

しかし、当時は脳動脈瘤が見つかっても破裂を防ぐための治療法はまだ確立されていなかったという問題がありました。大きな脳動脈瘤が見つかっても、経過観察しか方策がなかったのです。私は自院での脳ドックで脳動脈瘤が見つかるたびに脳外科の学会等へ足を運び、当時名だたる脳外科の先生に画像を見せて、処置をしてもらえないか頼み込んだも

2004～2013年の脳ドック受診者数

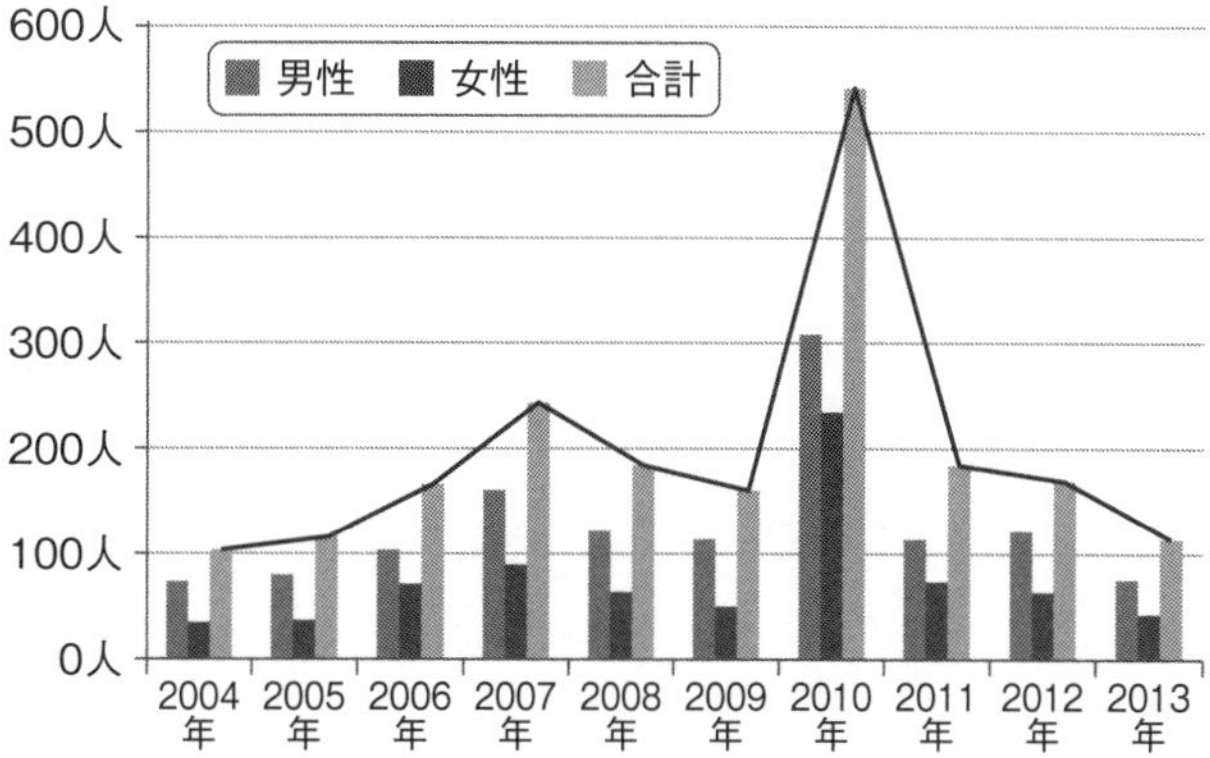

のでした。しかし、誰も首を縦に振ってくれませんでした。その頃は、手術中に脳動脈瘤が破裂し手に負えなくなるリスクが高かったのです。万一そのような事態になれば執刀医の責任が問われるので、誰もやりたがらなかったのも無理からぬことです。

「脳ドックは高い」の固定観念を覆す取り組み

しかし２０００年以降、未破裂脳動脈瘤を安全に処置する手術法が次々に開発され、広まってきました。そうなれば脳ドックによる早期発見の重要性が高まります。私はもっとたくさんの人に気軽に脳ドックを受けてほしいという思いから、２０１０年、開院50周年の節目を契機に、脳動脈瘤の発見に目的を絞り受診費用を抑えた「1万円脳ドック」を開始しました。

脳ドックには公的保険は適用されず自費診療となるため、検査費用は施設によって異なり幅がありますが、3万～5万円が相場です。しかしこの金額では、私が受診をすすめたい若い年代にはなかなか手が届かない人も多いでしょうし、企業の中堅を担う働き盛り世代でも5万円あるならほかのことに使いたい人のほうが多いと思います。

とりわけ、突然死を減らすために重要と私が考えているのは、自覚症状がなく画像検査でしか分からない脳動脈瘤の早期発見です。したがってそれに重点をおき、ある程度検査項目を絞り込んで行えば、費用が抑えられると考えました。

私のもくろみは当たり、この年のドック受診者数は急増しました。今でも都内一円、また近県からも多くの人が受診し、脳ドック開始直後の10年間（1993～2002年）と比べ、2003～2012年は1965例と倍増したのです。

ただし、料金を抑えても検査の精度が低ければ意味がありません。天使病院の1万円脳ドックでは脳動脈瘤のほか、脳動脈の膨隆《ぼうりゅう》や血管狭窄といった異常および脳卒中や認知症の危険因子とされている白質病変を調べますが、異常の検出率は一般的な脳ドックと変わらず、精度も十分に担保されています。

２００８年以降は、提携施設である東海大学医学部付属八王子病院から脳外科の小田真理教授を外来に迎え、これまで２００例近くの未破裂脳動脈瘤の手術を担当してもらっています。これにより天使病院では検査から手術まで途切れなく対応できる体制を整えることができました。

実は天使病院で脳ドックを始めた頃、知り合いなどの医療関係者数十人に試験的に受けてもらいました。その結果、数人から脳動脈瘤が見つかり、やはり定期的な検査の重要性を感じたことを覚えています。

そのなかには若い医療従事者もおり、約10㎜の瘤が発見されていました。私としては手術を勧めましたが、当時は医療体制や技術も今ほど進んでおらず、本人の不安や抵抗感もあって、最終的には見送られました。当時はまだ未破裂脳動脈瘤の診断基準がなく、私も強くは言えなかったのです。その人は脳動脈瘤が見つかった4、5年後に突然、仕事中に頭が痛いと言って倒れ、大学病院へ救急搬送されました。しかし、残念なことに1週間後、亡くなってしまいました。

医療が進んだ今の時代なら確実に助けられたであろうケースでした。このときの私の悔しさは、筆舌に尽くしがたいものがあります。これを機に、私はますます脳ドック受診の啓発活動に力を入れるようになりました。

同じ時期に、私は脳ドックを医療サービスの一環として地域や提携先企業にも紹介し、外部にも積極的にその必要性を伝えていました。そして、ある企業の紹介で十数人が脳ドックを受診することになりました。

ところが、受診予定のうちの一人が当日に急に都合が悪くなり来られなくなったのです。事件が起こったのはその数日後のことでした。その人は外出先で突然くも膜下出血を発症し、救急搬送された病院で懸命な処置を受けたにもかかわらず亡くなってしまったのです。

もしあのとき、予定どおり脳ドックを受けていれば、脳動脈瘤を破裂する前に見つけることができ、命を落とすことにはならなかったのに……と、私は残念でなりませんでした。まさか短期間でこのような事態になるとは誰も想像していませんでした。年齢的にもまだ若く、元気ならこの先何十年も人生を謳歌《おうか》できただろうと非常に残念です。

こんな話もあります。ある医師が30代の頃、一度くも膜下出血を発症しました。その際は命を取り留め、幸運にも後遺症もなく勤務していた病院に復帰し、以降は激務を避けマイペースに働いていました。

ところが、ある日、家族から電話が入り、早朝に倒れて救急病院に運ばれたと聞かされました。まさかと思いましたが、予想は当たり、彼はくも膜下出血を再発していたのです。残念なことに、数日後には亡くなってしまいました。まだ50代、働き盛りでした。

このように、医師ですら脳ドックへの関心は高いとはいえないのです。まして彼は一度、くも膜下出血を発症しているにもかかわらず、その後の経過観察をしていなかったとのことで、私は信じられない気持ちでいっぱいでした。30代のときのくも膜下出血の原因となった脳動脈瘤は処置されているので、彼は病巣がなくなったからもう大丈夫、と思い込んでいたのかもしれません。しかし、新たな脳動脈瘤ができない保証はどこにもありません。30代での発症後、定期的に脳ドックを受けておけば、今でも一緒に仕事ができたかもしれないと思うと残念でなりません。

最新鋭の機器は高精度かつ負担が少ない

最新鋭の医療機器は、高精度な検査を提供するだけでなく、患者の負担を軽減する点でも大きなメリットがあります。脳ドックの開設当初から、私はせっかくやるなら最新鋭のテクノロジーを搭載した機器を使いたい、という強い思いがありました。医療者として、患者が最適な医療を受けられるようにするのは当然の責務です。また、先端的な医療技術を結集した機器がその役に立つのなら積極的に採用すべきだと思います。

自分自身、まだデータを紙テープに記録していたような1970年代からコンピュータと接し、さまざまな研究に携わってきた経験があります。そして、かつてできなかったことが技術の進歩で次々と可能になっていく、この数十年の進歩を身をもって実感してきました。現在のテクノロジーがいかに優れているかを身に染みて感じているので、ぜひそれを患者に、社会に還元したいと考えています。

脳ドックの啓発は自分のライフワークといっていいほど、これまで力を入れてきたので、検査機器もその時代その時代を代表するような上位機種でないと、という思いは常にありました。定期的に機器の見直しと入れ替えを行い、2024年時点で天使病院に設置しているMRIは4代目となっています。最新鋭の機器を導入すると、治療技術の向上を目指す医師からの注目度も高まるため、志の高い医師も集まりやすくなります。熱意があり腕も良い医師が集まれば、医療の質向上につながり、患者に質の高い医療が提供できるという好循環が生まれます。

今稼働しているのはGE社の現時点での最高位機種SIGNA™ Explorer 1.5Tです。細部でも広範囲でも均一に高画質での撮像が可能で、データ処理能力も高く、また装置内の圧迫感も低減されているので患者の負担も少なくなっています。MRIは検査中の音がうるさいとか、閉塞感が苦手という声もありますが、近年は撮像の精度だけでなく快適性も向上しています。機器への乗り降りもしやすく、高齢でも安心感の高い設計になっています。

余談ですが、この機種は全身のがんリスクを一度に調べることができるDWIBS(ドゥイブス）にも対応しています。ＤＷＩＢＳとは東海大学工学部医用生体工学科教授で、聖マリアンナ医科大学放射線科臨床教授の高原太郎先生らが２００４年に考案した、拡散強調画像（Diffusion—weighted Whole body Imaging with Background Suppression）と呼ばれる画像化技術を全身に用いた検査法です。全身のがん検査でよく知られている方法にＰＥＴ－ＣＴがありますが、こちらは事前に検査薬の注射が必要であり、撮影には放射線を使います。それに対しＤＷＩＢＳは事前の処置は不要で、放射線を使わないため被曝の心配もありません。

今後、天使病院は脳ドックと並行して全身がん検査や、乳がん検査にも力を入れていく予定です。特に乳がん検査は、現在推奨されているマンモグラフィー（乳房Ｘ線検査）は乳房を圧迫するため「痛い！」との声が多く挙がっています。それに対しＤＷＩＢＳによるＭＲＩ乳がん検査は装置に横たわるだけで撮影ができるので苦痛なく行えます。

最新鋭の機器は、医療の精度と患者の快適さを両立させることで、質の高い医療を提供するうえで欠かせない存在となっています。

脳ドックで命が救われ80歳の今も現役

脳ドックを導入してから、受診者に破裂リスクの高い脳動脈瘤が見つかり、手術で事なきを得たケースもこれまでに何度も経験しています。

脳ドックを開始した1993年以降、ドックの啓発はまず身内から、とばかりに私は、天使病院の職員には年齢問わず、一度は受けてほしいとすすめてきました。しかし初年度の受診率は26・5％にとどまり、なかなか受けようとしない職員も少なくありませんでした。

ペースメーカーが入っているなど、MRIの適応にならない人は仕方がありませんが、「検査中の音が苦手」とか「狭い装置に入るのが苦痛」という理由で受けたがらない人もいます。それを無理やり、というわけにはいかないので、あくまで本人の意思を尊重しました。

次に体験談を紹介するN・Wさんもその一人です。看護助手として天使病院での勤続年数が35年を超えるベテランスタッフですが、なかなか脳ドックを受けてくれませんでした。しかし60歳の節目で受けてもらったところ、短期間で大きくなる性質の悪い脳動脈瘤が見つかったのです。幸いにも未破裂脳動脈瘤の処置技術が大きな進歩をみせた2000年代初めのことだったので、N・Wさんも最新鋭の治療を受けることができ、無事成功しました。20年経った今、80歳を迎えたN・Wさんですが今も天使病院でたいへん元気に働いています。

●60歳の初脳ドックで脳動脈瘤発見！ もらった命は社会にお返ししたい

N・Wさん（80歳　女性）

天使病院には私が45歳の時からお世話になり、看護助手として働いていました。40代半ばの頃病院に初めてMRIが入り、職員は玉谷先生から、一度は脳ドックを受けなさいと勧められていたのですが、私はどうにも検査中にガガガと大きな音がするのが怖くて、ずっと受けていなかったのです。

それが、2004年で定年を迎え、その後は嘱託として仕事を続ける意向があったのですが、玉谷先生から脳ドックを受けないと採用しないよ、と言われてしまいました。先生としては私を心配し、検査を受けてほしい一心からの言葉だったと思います。それで私も60歳の節目だしと、がんばって受けることにしたのです。

気になる症状など何もありませんでしたから、受ければもうおしまい、これからは嘱託として働けると、せいせいした気分でいたのですが、そのままでは済みませんでした。結果は1週間後に分かると言われていたのでそのつもりでいたら、検査の翌日に病院内で、「Nさん、ちょっといい？」と先生に呼び止められたのです。

言われるまま理事長室に入ると、パソコンの大画面に私の脳の検査画像が何枚も映し出されていて、先生から脳動脈瘤があると知らされたのです。場所は左側の前のほう、7・5㎜の大きさでした。そして、先生が後輩の脳外科医がいる病院を紹介してくださり、そこでより詳しく診てもらうことになったのです。

いつ破裂するか分からない、破裂したら突然死する可能性が高いと言われ、のんきで楽観的を自称する私も帰りのエレベーターの中で、がくがくと震えが来たのを今でも覚えています。

しかしそれでも、すぐ手術をしたいという気持ちにはなれませんでした。頭を開けて、脳にメスを入れるなんて想像するだけでも怖かったのです。また、脳動脈瘤があると言われても、頭痛もなければしびれも、ふらつきもない、言葉もしっかりしゃべれるし、さっさと歩けるし、どこにも異変を感じていなかったので、そのときの私はまだ現実を受け入れられていませんでした。

そこで紹介先の病院とも話し合い、その時点ではただちに手術をしなければならない段階でもない、ということから、1年様子を見ることにしたのです。脳動脈瘤のなかには大きくなるものもある一方、ずっと大きさが変わらないものもあると聞いていたので、後者であったらいいなと考えていました。

ところがです。1年後に改めて検査入院し、MRIを撮ったところ、7・5㎜だった脳動脈瘤が12・5㎜にまで膨らんでいることが分かりました。これはもう早く手術しなければ命に関わるということで、娘からも「お母さんに何かあったら私たちが大変なのよ」と諭され、手術を受ける覚悟を決めました。幸いにも開頭せず、太ももからカテーテルを入れて患部に細いワイヤーを挿入し、脳動脈瘤の息の根を止める術式の適応となったので、手術に対する恐怖心はやわらぎました。

検査入院から2カ月後、7時間に及ぶ手術が無事に終わったときには心底ほっとしました。なお手術中は麻酔がかかっていましたが完全に意識がないわけではなく、ぼんやりした状態でした。しかし、痛みや不快感などは一切ありませんでした。執刀医の声も聞こえていて、術中に「Nさん、あんまり目をぱちぱちさせないでください」と注意されたのを、今でも覚えています。

術後は極めて順調で、1週間の入院ののち退院した翌日にはもう、朝から病院に出勤していました。しかもその日の夜に忘年会があり、それにも参加しました。もともとどこにも不調はなく、脳動脈瘤の手術をしたことで体の調子が良くなったということもないのですが、破裂の心配がなくなった分、気分がすっきりしてますます元気が湧いてきたような気がしました。

早いもので、あれから約20年の年月が経ちましたが、私は変わらず元気で看護助手の仕事に励んでいます。また、地域のボランティアグループにも所属しており、一人暮らしの高齢者のお宅を訪問し話し相手になったり、得意の折り紙を教えたりして楽しく仕事をしています。もし60歳のとき脳ドックを受けなければ、今こうして生きてはいなかっただろうと先生と笑いながら話すこともしばしばですが、本当に〝もらった命〟と思って先生方には感謝していますし、こうして長らえた時間はぜひ、地域社会への貢献に投じていきたいという思いで、仕事にボランティアにこれからも精いっぱい、命ある限り取り組んでいきたいと思っています。

私は身をもって、脳ドックの大切さを実感しました。人生100年時代、今年80歳の私にもあと20年はあります。もっと若い方々はなおさら、先の人生は長いです。でもいかに楽しくやりがいをもって生きられるかは健康であるかどうかに大きくかかってきます。いろいろな病気がありますが、少なくとも脳ドックを受けていさえすれば、くも膜下出血というつ起こるか分からない死に至る病気を防ぐことができ、それだけでも元気で長生きできる可能性は高くなります。ひとつしかない命を守るためにも脳ドックを一人でも多くの人に受けていただきたいと願っています。

〈N・Wさんの脳動脈瘤発見から現在までの経過〉

2004年6月　脳ドックを受診し7・5㎜の脳動脈瘤が見つかる
　その後、慶應義塾大学病院脳外科で精密検査
　1年間　経過観察

2005年3月　同病院にて検査入院の結果、脳動脈瘤が12・5㎜に増大

12月　血管内治療にて脳動脈瘤を処置。無事成功

術後、1週間後に退院し、仕事復帰

2024年　80歳になった今でも現役の看護助手として活躍

地域ボランティアにも精力的に取り組む

脳ドックの宣伝、啓発にも積極的に協力

N・Wさんの脳動脈瘤

〈before〉

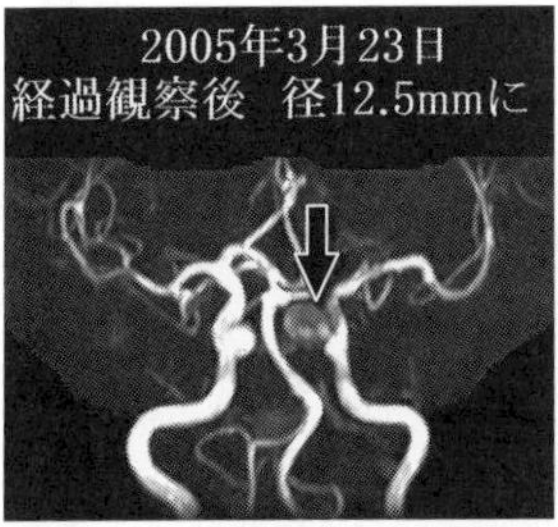

脳ドックで発見された脳動脈瘤。大きさ7.5㎜。1年後に12.5㎜にまで増大。

〈after〉

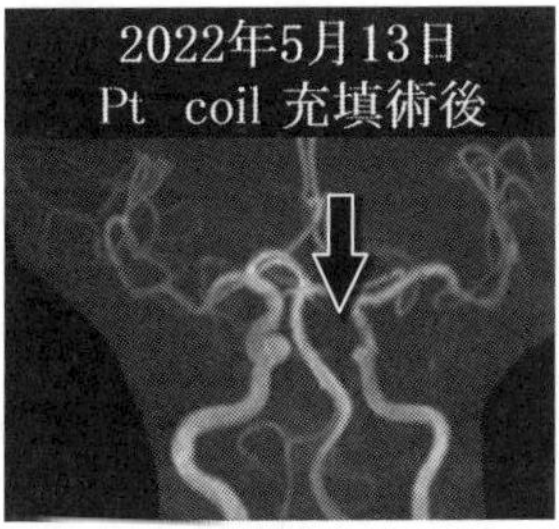

2005年に血管内治療を受け処置。

MRI普及率世界一だが進まぬ活用

今、日本にはざっと7200台以上のMRIがあるといわれています。実は海外で日本ほど、MRIが普及している国はないともいわれています。脳ドック自体、医療先進国として知られる米国でもほとんど行われておらず、日本で独自に発達してきた健康診断法といってもいいほどです。

左のグラフは人口100万人当たりのMRI台数ですが、このグラフから分かるように日本は米国を大きく抜いて世界一とのデータが出ています。ちなみに、詳細な数字は割愛しますがCTも同様に、世界一人口当たりの台数が多いというデータが出ています。

私の知り合いに何人か海外在住者がいますが、海外では検査料金がとても高く、しかも予約しても半年から1年もの間待たなければならないとのことで、脳ドックを受けるために帰国する人もいます。

日本にいるとCTやMRIは、必要とあらばいつでも撮れると思われがちです。病気の疑いがあるなどで保険診療扱いになれば、検査料金も世界からみれば格安といえます。海

人口100万人当たりのMRI台数

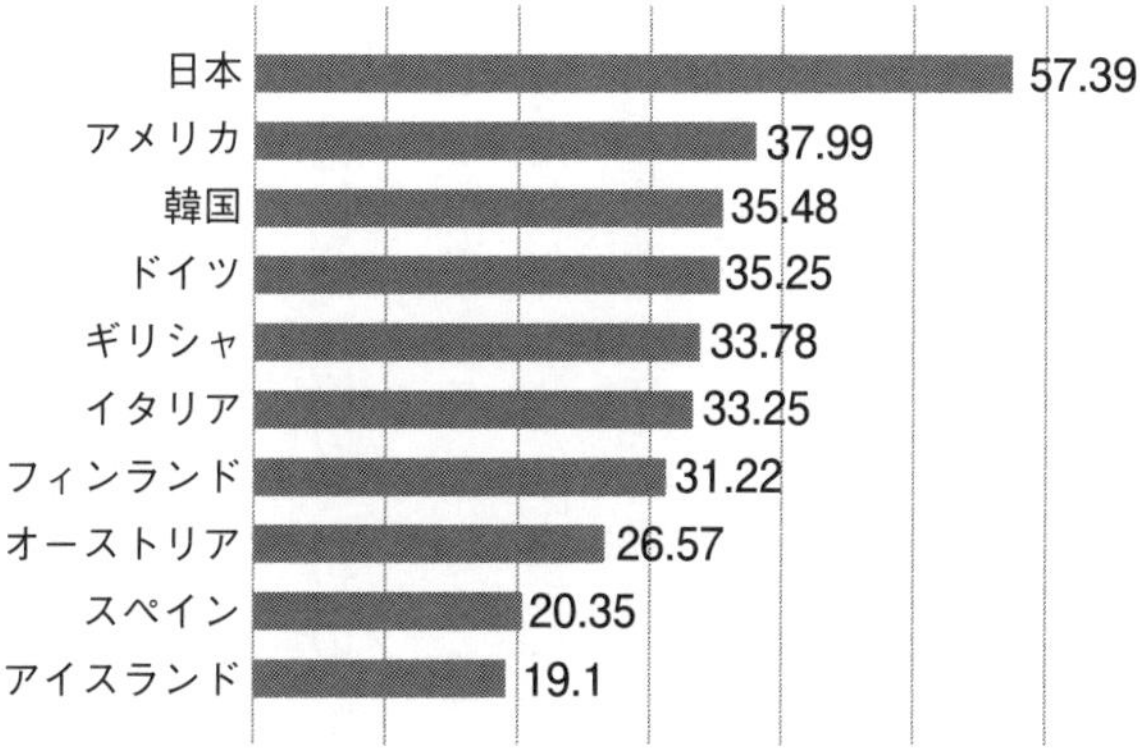

公開日　2023年11月
調査期間　2017年から2021年

OECD　2023年公開のデータを基に作成

外ではＭＲＩやＣＴによる検査はよほどのことがなければ受けられず、料金も高いケースがとても多いのです。

ところが、そのように恵まれているといっていい状況にもかかわらず、日本でのＭＲＩの稼働率は低く、設置しているのに使用回数がゼロの医療機関も少なからずあります。また、地域のなかでの共同利用も進んでおらず、非効率であると問題になっています。

この状況は一言でいえば〝宝の持ち腐れ〟なので、せっかくの高度医療機器をもっと有効に活用すべきです。特に私はこの30年ずっと、脳ドックの啓発に取り組んできたので、脳ドックの知名度をもっと高め、より多くの人に必要性や重要性を理解してもらい、受診してもらいたいと強く願っています。

“脳ドックは過剰医療のもと”の誤解

「脳ドックなんて、具合が悪くもないのに病気をわざわざ見つけるようなもの」「心配のタネが増えるし、余分な医療費もかかりそう」といった理由で検査を受けることに後ろ向きの人もいるようですが、私は決してそうは思いません。

脳の病気はひとたび大きな発作が起きてしまうと命に関わったり後遺症が出たりします。しかし多くの人は、そうなってしまうまで危機感を持てず、対策が後手に回ってしまいがちです。検査をしさえすれば、まだ発症に至っていない段階で異常を見つけることができるので、前もって対策をとれば今までどおりの生活をこれからも、ずっと送ることができるのです。いつ発作を起こすか分からない病気の火種を抱えているよりは、早く消してしまうほうがその後安心して過ごせることは明らかです。

知ってしまうことで心配が増える、というのは分からなくもないですが、自分の脳に何か病気の芽があるのかないのかを知らずにいるほうが、もっとこわいのではと思います。医療費も、早期のうちに手を打てれば、放っておいて大きな発作を起こしてしまってからかかる医療費よりはずっと安くて済むはずです。少なくとも冒頭のせりふのような余分な費用とは、私は思いません。

脳ドックで見つけた小さな未破裂脳動脈瘤を処置しようとして出血しトラブルになった事例は、昔は確かにありました。しかし今は安全に治療できる方法が確立されています。小さいうちならしばらく経過観察をして、大きくなったら処置をするという判断もできるので、見つかったらただちに手術を受けなければならない、というわけでもありません。一部に、脳ドックは処置の必要がない小さな脳動脈瘤まで見つけて過剰に治療しようとする、というようなネガティブな声もあるようですが、決してそうではありません。

昔は、医療技術が今ほど進歩しておらず、ゆえに死に至る急変はたくさんありました。

私はそれを救急医としてみてきましたが、今は医学の進歩でその多くが治せるようになってきており、脳も例外ではありません。

脳動脈瘤も未破裂のうちに見つかれば、血管内治療なら4～5日の入院で済みますし、開頭手術でも7～8日で退院できる時代です。一方、もし破裂してしまうと1カ月間は入院が必要です。貴重な人生の時間を、闘病のために割かずに済むと思えば、たった1回の脳ドックを躊躇《ちゅうちょ》する理由などないはずというのが私の考えです。

これからは「健康に投資する」時代

昨今は老後2000万円、いや4000万円必要だなどとメディアにあおられ、ちょっとした投資ブームになっている感がありますが、財産を増やすことだけが投資というわけではありません。勉強だったり、体を鍛えることだったり、趣味を追求したりなど、自身の成長のための自己投資も投資の一つです。それを続けることで将来、こうなったらいいなという理想を追い求めていく姿ははたから見ても魅力的で、刺激を受けるものです。

近年は健康に対しても積極的に投資をするほうがいいという考え方が、世界レベルで広まっています。

人生100年時代といわれている今、健康でいることはこれからの人生をより楽しく生きていくために大事なことです。年を重ねても健康でいられるように、若いうちから健康づくりに取り組むことが、すなわち投資といえます。

こうした健康への投資の重要性が周知されることを、私は歓迎します。私は長年、脳ドックの啓発に力を入れてきましたし、何より脳は生きるうえで特に重要と考えますので、脳の健康への投資をもっと日本人は積極的に行うべきだと思います。

しかし、現実にはどうかといえば、脳ドックの知名度や利用は、まだまだ進んでいるようには思えません。

ダイエットや腸活など、健康に良い取り組みとして定着してきたものはいくつかありますが、これらは概して目に見えやすい部分へのアプローチです。痩せれば誰でも目につきますし、腸活もお通じや肌の調子などに変化が表れるので分かりやすいのです。

しかし脳の健康状態は、自覚症状が出ないことも多いため現状把握がまず困難です。ちょっと忘れっぽくなったとか、言葉が出てこない、といった日常で気になることがあっても「年のせいかも」とやりすごされがちで、よほどでない限り医者へ行ってみよう、検査を受けてみようとはならないものです。

昨今は脳に良いサプリメントとか、脳を活性化させるドリルなども登場していますが、これらは脳梗塞や脳出血、脳動脈瘤といった疾患の早期発見や予防の役に立つわけではありません。

特に働き盛り世代や、今なら例えばZ世代などと呼ばれる10～20代の若い世代では、脳の病気なんてまったくのひとごとととらえている人がほとんどです。しかし、突然死のリスクが非常に高いくも膜下出血の原因となる脳動脈瘤は、年齢に関係なく発生します。まだ若くて病気と無縁な生活を送っていると、健康でいることが当たり前の感覚で、そこにわざわざ投資する必要性などないと考えられがちですが、私はそうは思いません。

確かに高血糖や高血圧、脂質異常などのいわゆる生活習慣病や、それに起因する動脈硬化の心配はおおむね40歳を過ぎてから増えてくるので、そんなに若いうちから意識しなくても間に合うかもしれませんが、せめて脳動脈瘤が自分の脳にあるかないかは若いうちにみなが知っておいてほしいと思います。若いうちからしてほしい、脳の健康投資の一手段、それが脳ドックを受けることなのです。

［第4章］

血圧コントロール、血糖値の管理、適度な運動……突然死を防ぐために今すぐ見直すべき生活習慣

生活習慣の見直しで突然死のリスクが下がる

突然死を防ぐためには、日々の生活習慣を見直すことが非常に重要です。脳疾患の発症や進行には良くない生活習慣が影響していることが多く、日々のちょっとした見直しが大きなリスク軽減につながります。例えば、脳梗塞や脳動脈瘤の破裂などは、高血圧や動脈硬化が引き金となるケースが少なくありません。高血圧や動脈硬化は偏った食生活や運動不足、喫煙などによって悪化しやすく、これらを改善することでリスクを減らすことができます。

まずは日々の食生活を見直すことが基本です。糖分や脂肪分を控えるだけでなく、野菜を多めに取り、栄養のバランスを意識した食事を心がけることが大切です。例えば、食物繊維やビタミン、ミネラルが豊富な食材を積極的に取り入れ、血管の健康を意識した食生活を習慣にすることが、脳の健康を支える第一歩になります。また、食事の時間を規則正しく保つことも体調管理に効果的です。こうした積み重ねが、健康リスクの低減につながります。

さらに、日常生活に適度な運動を取り入れることも大切です。無理のない範囲でのウォーキングや軽いストレッチを続けるだけでも、血流が良くなり、血圧の安定にも役立ちます。日常の中で意識的に体を動かすよう心がけることで、脳の血管にもプラスの効果が期待できます。例えば、エレベーターを使わずに階段を利用する、買い物に歩いて出かけるといった日常のちょっとした運動でも大きな効果が期待できるのです。

ストレスを適切に管理することも、脳疾患リスクの低減には欠かせません。ストレスがたまると血圧が不安定になり、血流の調節にも影響が出ることがあります。自律神経が乱れることで、脳の血流が悪化し、突然死につながる疾患の引き金にもなりかねません。趣味に時間を割いたり、良質な睡眠を確保したりするなど、心身のリフレッシュ方法を見つけることが大切です。自分に合った方法でリラックスし、心の健康を保つことでリスクを少しでも抑えることができます。

天使病院の患者を見ても、薬を適量使いながら生活習慣の見直しもきちんとできている人はほぼ全員、血圧が正常範囲に収まっているなど良好な健康状態を保っています。脳動脈瘤の破裂リスクに関係する血圧のコントロール法を中心に、天使病院で日頃患者に伝えているおもなアドバイス内容は次のとおりです。

血圧は130㎜Hg以下を目標に

高血圧は、脳動脈瘤の破裂リスク要因として最も注意すべき病態です。血圧とは心臓から押し出された血液が動脈の壁に当たる圧のことで、血圧が高ければ高いほど動脈瘤の壁にも血流による圧が強くかかり、破裂しやすくなるからです。

おもに生活習慣とがん、循環器疾患と死亡との関連を検討している日本の大規模な疫学研究にJACC Studyと呼ばれるものがありますが、これによると、収縮期血圧が140㎜Hg以上もしくは拡張期血圧が90㎜Hg以上の高血圧の人は、収縮期血圧140㎜Hg未満かつ拡張期血圧90㎜Hg未満の正常血圧の人と比較して、男性で2・97倍、女性で2・70倍、くも膜下出血死亡のリスクが高いことが分かりました。高血圧を改善することは、くも膜下出血の予防のために重要であると考えられます。

高血圧は脳動脈瘤破裂によるくも膜下出血だけでなく、それ以外の脳内出血や脳梗塞を含めた脳卒中全般の発症リスクを上げてしまいます。

血圧が高いと血管の内壁に血流による強い圧がかかるので、血管壁に傷がつきやすく、そこから動脈硬化が進みます。それにより血管が詰まりやすくなったり破れやすくなったりしてしまうのです。動脈硬化の進行は、糖尿病や腎臓病などのさまざまな合併症を引き起こす元にもなります。突然死のみならず、命を脅かす疾患の大半に関わっているといっても過言ではありません。

日本脳卒中学会による2021年版の脳卒中ガイドラインでは、脳卒中発症予防のため高血圧患者では降圧治療が勧められるとし、その降圧目標は130／80㎜Hg未満が妥当であるとしています（75歳未満、冠動脈疾患、タンパク尿陽性の腎機能障害、糖尿病、抗血栓薬服用中の場合）。130が俗にいう「上の血圧」で、正確には収縮期血圧といいます。80は「下の血圧」で拡張期血圧といいます。私もこのガイドラインの基準にのっとり、血圧は130以下にしましょうと、自分の患者には話をしています。

病院での高血圧治療は、血圧を下げる薬の処方と、血圧を上げないようにする生活習慣指導が両輪です。今は降圧剤も良いものがたくさん出ており、ほかの基礎疾患の有無や剤形などによって個人の状況に合った薬を選べるようになっています。したがって、すでに高血圧症やほかの生活習慣病で病院にかかっていて、薬を必要な量きちんと服用していれば、まず収縮期血圧を130㎜Hg以下に抑えることはできるはずです。

しかしなかには、薬を飲んでいても基準値とされる収縮期血圧130㎜Hgを超えてしまう人もいます。高血圧には、血圧を上げる病気から起こる二次性高血圧と、加齢や生活習慣の影響で進む本態性高血圧とに大別されます。前者はコントロールが困難な場合もありますが、実際、高血圧症の患者は圧倒的に後者によるものが多いのです。

つまり多くの場合は、薬の服用と併せて必要な生活習慣の改善が不十分なのです。薬を真面目に飲んでいるのに血圧が思うように下がらないと、体質のせいだから仕方がないと考えがちですが、高血圧のほとんどは、日常生活の見直しだけでもかなり下げることができます。天使病院でも食事や運動のアドバイスを積極的に行っており、家で実践してもらうようにしています。

健康診断や自分で血圧を測ってみて高血圧気味ではあるものの、治療を受けるほどではないという人も多いと思います。その場合はなおさら、血圧を上げないようにする自己管理が必要です。今はまだぎりぎりセーフであっても、今後上昇していく可能性は十分にあるからです。

高血圧への取り組みは、血管の老化が進んでいない若いうちから始めるほど、効果が表れやすくなります。摂取する塩分量に少し気をつけるだけでも、血管のしなやかさを守ることができます。一方、高齢世代で何十年も高血圧を放っているような人の血管はすでに老化が進んでおり、生活習慣の見直しだけではなかなか効果が出てこないことがよくあります。

若いとはどのくらいの年代かというのは、はっきりした定義があるわけではありませんが20〜40代前半くらいを想定しています。この年代では肥満、特に内臓脂肪型肥満を背景に増えているとの指摘もあります。人生100年と考えれば若い世代はもちろん、中高年であってもこれからあと数十年、自分の体と付き合っていくわけです。さまざまな合併症を引き起こすもとになる高血圧になってしまうのは正直、これから先の人生を健康的に楽しく送るうえで、足かせになりかねません。

しかも、高血圧は放置すればするほど、下げるのに時間もお金も、努力も必要になります。もちろん、脳動脈瘤破裂や脳梗塞などの突然死につながる病気のリスクも高まってしまいます。対策が遅れると、余計な医療費や通院時間がかかり、食事制限も厳しくなるため、早めに手を打つことが重要です。

血圧を、体重と同じ感覚で気にしてほしい

今、すでに高血圧で病院にかかっている人でなければ、そうそう何度も自分の血圧を測る機会はありません。職場の健康診断くらいしか機会がないという人も多いです。

しかし脳卒中などの脳血管疾患を気にするのであれば、日頃の生活のなかで血圧をチェックする習慣をつけておくことが重要です。

体重や体脂肪などの体組成は、家庭用機器の発達もあり、若い人でも体型が気になったり、ダイエットを思い立ったりして、こまめに測っているのではないかと思います。それと同じくらい、血圧も気にかけてほしいと思います。予防の第一歩は、まず現実を知ることからです。

なお、日本高血圧学会で推奨されている血圧計は、上腕式（腕にバンドを巻き圧迫して測る）と呼ばれるものです。

血圧はちょっとしたことで簡単に変動し、測定する時の状況が異なっていると、毎日測っても比較がしにくいです。そのため、できれば一日2回、朝晩決まったタイミングで測るようにします。そのほうが、高血圧の兆しを見逃さずに済むからです。

なお、朝は朝食を取る前に測り、夜は就寝前、寝る準備が整い、あとは布団に入るだけというタイミングがベストです。入浴後は血圧が高くなっているので、お風呂から上がって30分以上経ってから測るようにします。

若い世代のなかには、血圧計と聞くと高齢者が使うものというイメージがあり、使う気になれないと感じる人もいるかもしれません。しかし、近年はスマートウォッチに代表されるウエアラブルな腕時計型のものも登場し、常に装着することで血圧をはじめ脈拍や体温をいつでも測れるようになっています。こうしたツールなら若い年代の人でも抵抗がないのではと思います。近年は医療機器認証を取得し、医療用と同等の精度で測れることを売りにした機器も登場しています。

機能はメーカーによりさまざまですが、ほとんどが血圧、心拍数、血中酸素を標準装備とし、睡眠の深さを測れるものもあります。スマートフォンやパソコンと連動して記録を残せるのも便利です。その日その日の値だけでなく、ある程度の期間をグラフ化する機能を備えているものもあります。グラフ化すれば、例えば正常範囲内であったとしても少しずつ上昇していれば注意して経過を見ていくほうがよいなど、よりきめ細かな健康管理に役立ちます。

現在、高血圧症と診断され治療を受けている人は、医療機関で定期的に血圧を測定しモニタリングする必要がありますが、通院以外の日常生活でもこうしたデバイスを活用することで、血圧を常に意識し、自発的に対策を取ることが可能になります。また、受診するほどではないが健康診断で血圧が高めと指摘された人にとっても、普段の血圧を把握し、下げるためのケアに役立つツールです。

ウエアラブル血圧計は一日中装着していることが多いため、測る時間が不規則になりがちです。しかし、朝晩の測定を必須とし、記録する時間を一定にすることで、あとは気になったときに測れば十分です。

高血圧対策は塩分摂取の見直しが最優先

高血圧は代表的な生活習慣病のひとつであり、忠実に生活習慣が反映される鏡のような病態だと私はとらえています。生活習慣を見直し改善することで実際に血圧を下げる効果は証明されています。

なかでも食生活は重要です。血圧が上がるのは多くの場合、塩分の取り過ぎが背景にあるからです。先のＪＡＣＣ Ｓｔｕｄｙでは、塩分の高い食事を好む人は、好まない人と比較して、男性で３・01倍、女性で２・34倍、くも膜下出血の死亡リスクが高いことも分かっています。

塩分が血圧を上げる仕組みは浸透圧によるものといえます。食塩が過剰になると、血液の浸透圧を一定に保つために血液中の水分が増え、体内を巡る血液量も増加します。当然、心臓から送り出される血液量も増えるので、こうした状態が長く続くと血管壁にかかる抵抗が増して、血圧が高くなってしまうのです。

このメカニズムが作動しやすい人、しにくい人がいることも分かっています。前者は食塩感受性高血圧といい、取った塩分を尿として排出せずに、体の中に溜め込みやすい体質の遺伝子を持っています。日本人にはこのタイプの人が多いことも分かっています。

日本は伝統的に塩辛い食事が多く、塩分摂取量は諸外国と比べ高めです。厚生労働省「令和元年　国民健康・栄養調査」によれば一日平均10・1g、一日平均9g台前半が多い欧米各国と比べると、塩分の高い食生活であるといえます。洋食のほうがこってりしているイメージから、塩分が高いように思われがちですが実は逆で、和食のほうが漬物や干物など、塩分の高い食材が多く、また調味料もしょうゆやみそなど高塩分のものがよく使われることもあり、塩分摂取量が多くなりやすいのです。

日本高血圧学会では、高血圧の治療において一日の食塩摂取量6g未満を目標としています。高血圧の人はもちろんのこと、今は高血圧でない人でも、塩分摂取量は少ないにこしたことはありません。

天使病院でアドバイスすることの多い、日常生活で取り組める減塩対策は次のとおりです。

●汁ものの汁は残し、たくさん食べない

ラーメンやうどんは汁まで飲み干さないと食べた気がしない、という人もいるかと思いますが、汁ものは概して高塩分です。麺類の場合は麺自体にも塩分が含まれており、例えばラーメンは一杯につき10gにも上るものが少なくありません。昼に食べたらもうこれだけで一日の目安量をオーバーしてしまうことになります。

これらは汁を飲まないようにするだけでも、減塩になります。汁には、こってりしたラーメンのように、塩分だけでなく脂質も多く含まれているものがあるので、控えることでコレステロールやカロリーを減らすこともできます。具だくさんにするとその分汁の割合は減りますが、具自体が濃い味付けだったりするとあまり意味はありません。また麺を大盛りにするのも高塩分になってしまいます。サラダなどの副菜を一緒に食べるようにし、麺類だけでおなかいっぱいにしないのが得策です。

●弁当に付属している調味料は使わない

外食やコンビニ食は、塩分表示のあるものはそれをチェックし、低塩分のものを優先的に選ぶことが減塩につながります。スーパーやコンビニの食品にはほとんどに塩分相当量が表示されていますし、ファミリーレストランのメニューにも表示されているところが増

主な食品中の塩分含有量の目安

食品名	塩分含有量	食品名	塩分含有量
うどん・そば（1人前）	6g	明太子・塩鮭類（半切れ）	1.5g
ラーメン（1人前）	6g	ちくわ1本・かまぼこ2切	0.5g
ざるそば・そうめん（1人前）	3g	ハム（1枚）・ウインナー（1本）	0.5g
味噌汁（1杯）	2g	チーズ類（1個・枚）	0.5g
漬物・佃煮（1人前）	1g	寿司1人前（8-10個）	4.5g
梅干し（1個）	2g	食パン（6枚切り1枚）	0.8g
魚の干物類（1枚）	1.5g		

※麺類の汁を飲まない場合は約半分の塩分量となります。

えてきたので、外食時にも選びやすくなっています。

近年はダイエットブーム、糖質制限ブームなどもあり、カロリーや糖質量の表示は買ったり注文したりする前に、結構気にしているという人も多いと思われます。高血圧が気になる人は、塩分量にも注目することが大事です。

そもそもコンビニやスーパーなどで買う弁当やおかず類は保存性を考慮しているのと、一般的には濃いめの味付けのほうが好まれることから塩分は高めと考えておくほうが賢明です。近年は「薄味」とか「あっさり」とパッケージに表示され健康志向をうたう食品も増えてきましたが、薄味だから低塩分とは限りません。

また、それらの弁当やおかず類に付属していることの多い、小さなパウチに入ったしょうゆやソースなどの調味料も要注意です。もともと味付けが濃いめなのに加え、それらをかけてしまうとさらに高塩分になってしまいます。外食やコンビニ食はいまやとても身近で、仕事をしていれば特に利用することが多いと思います。そのため、高血圧だからといってそれらを一切やめるというのは、よほどの重症でない限り現実的ではありません。それならばせめて、付属の調味料は使わないようにし、食材そのもの、ごはんそのものの味を味わい楽しめるようになると、減塩もしやすくなります。

現在、食品表示法では加工食品への塩分相当量の記載が義務付けられていますが、かつてはナトリウム表示が主流でした。塩分相当量は次の式で換算できます。

塩分相当量＝ナトリウム（㎎）×2・54÷1000

今はスマホにも、ナトリウム量から食塩相当量を換算したり、取った塩分の記録をしたりできるアプリが出ています。血圧と同じように、塩分量もそうしたものを活用して、摂取量を〝見える化〟するのも減塩の助けになります。

●調味料は「かける」よりも「つける」

前項と同じ理由で、出来上がった料理にさらにしょうゆやソースなどをかけるとそれだけで塩分摂取量は増えてしまいます。そのためできるだけ使わないに越したことはないのですが、なかには刺し身など、なんらかの調味料が欲しいときがあります。

その場合、調味料は「かける」のではなく「つける」ようにすると、少ない量でも味がしっかり感じられます。例えば、海鮮丼にしょうゆを上からかけると、しょうゆがごはんにしみ込み、最後にはどんぶりの底にしょうゆが溜まります。その結果、ごはんがしょっぱくなってしまったという経験を持つ人は多いと思います。料理の上からさーっと回しかけると、量は自ずと増えてしまうものです。そうではなく、小皿にしょうゆをとっておき、具をそこにつけてからごはんと一緒に食べるようにすれば、かけるよりも少なくて済みます。

さらに減塩を心がけるなら、日本高血圧学会のサイトで同学会の減塩・栄養委員会がまとめた減塩製品の一覧を見ることができるので、選ぶときの参考にするとよいです。

●薬味やハーブの活用を

薬味やハーブ、かんきつ類は食材に風味をつけ、薄味でも味気なさを感じずに済みます。例えば焼き魚やステーキ、焼き鳥に塩やしょうゆ、たれなどをかけると塩分が多くなってしまいますが、その代わりにレモンを搾ったり、パセリやバジル、セージといったハーブを効かせたり、あるいはわさびを添えたりなどすると、食材そのものの味を活かして風味を楽しむことができます。

慣れないうちは塩味や濃厚なソースの味が恋しくなるかもしれませんが、最初の一口分だけ濃い味の調味料をつけて食べるなど、メリハリをつけると無理なく薄味に慣れることができます。脳には最初に食べた濃い味が強く記憶に刻まれるので、残りは薄味にしても、そう物足りなさを感じずに済むようになることが多いのです。

薄味は物足りない、食べた気がしないという人も多いですが、薄味だからこそさまざまな風味づけやトッピングを楽しんだり、食材そのものの味を味わったりすることができます。それが習慣化すれば、減塩もつらくならずに取り組みやすくなります。

●定食の漬物を残す

漬物や佃煮《つくだに》、明太子といったいわゆる塩蔵品はさしずめ〝塩の宝庫〟といっていいほど高塩分です。ごはんのお供に欠かせない、という人もいるかもしれません。しかし、仕出し弁当の端に添えてあるような、ほんの一口、二口の漬物でも、含まれている塩分は5g程度で相当な量です。

しかし人は目の前に出されると、いけないと思いつつも食べてしまうものです。外食時に残すのがしのびないと思ったら、お店の人にリクエストできるようなら最初から漬物や佃煮はいらない、と伝えるのも一案です。

お店によってはテーブルに大きめの容器が置いてあり、中に入っている漬物や明太子、辛子高菜などを好きなだけとれるスタイルにしているところもあります。そういうのがあるとついつい、たくさん取りたくなってしまうものですが、血圧にとっては当然よくありません。目に入らない場所に移動させるのも誘惑に負けないための一つの方法です。

●丼ものよりも定食を

汁物と並び丼ものも、塩分の取りすぎになりやすいので注意が必要です。牛丼やかつ丼、親子丼などは、多忙なビジネスパーソンにとっては外食時の定番といってもいいほど身近なメニューだと思います。しかし、血圧が気になる人、減塩したい人にはすすめられません。

丼ものは味が単調になりがちで、薄味では飽きてしまいがちなのでガツンとパンチの効いた濃いめの味付けになっています。さらに、ごはんの量が多めなので、完食するには上に載るおかずもしっかりした味付けであることが多いです。見た目にも、つゆだくだったりソースがたっぷりかかっていたりする方が食欲をそそります。

しかし、血圧のことを考えると、こうした丼物は避け、ごはんとおかずが別々になっている定食を注文するほうがベターです。例えば同じ焼き肉でも、あらかじめタレがたっぷりとごはんにまでしみ込んでいる焼き肉丼よりも、ごはんとおかずが別になっている焼き肉定食にするほうが、食べるときにタレを少しよけることもできるので、減塩しやすいのです。できるだけ調味料に頼らないのが、減塩の基本といえます。

●練り物、加工肉は高塩分

いわゆる加工品のなかでも、先に挙げた漬物や佃煮、また塩サケや干物といった塩蔵品に塩分が多いことは誰でも見当がつくと思います。

しかし、それほど塩辛くない食品にも、意外と多量の塩分が含まれているものがあり、盲点になりがちです。

例えばちくわやさつま揚げ、かまぼこなどの練り物は食卓によくのぼる代表格ですが、塩分は総じて高めです。おでんの具として煮込むと汁もより濃くおいしく感じられます。しかし、これはただ汁が煮詰まっただけではなく、具材の塩分が汁の味付けになっているのです。

練り物をさっとあぶりしょうゆをかけて、なんて食べ方も好まれますが、それでは塩分の上乗せになり、体に良いとはいえません。

ハムやソーセージといった加工肉もおしなべて高塩分です。これは練り物にも同じことがいえるのですが、加工食品は食材の旨みやコク、舌触りなどを強める目的で塩を加えていることが多いのです。

意外に思われるかもしれませんが、金時豆やみりん干しといった、塩辛いというよりは甘いと感じる加工食品にも、保存性の向上だけでなく、甘さを引き立たせる隠し味として、塩が加えられていることがよくあります。こうした加工食品にも食品表示法で塩分相当量の表示が義務付けられているので、買うときに確認しできるだけ低塩のものを選ぶのが得策です。

あれもこれもと気にしすぎると食べる楽しみがそがれてしまうかもしれませんが、加工食品は塩分が多い、ということを頭の隅に置いておき、食べすぎないようにすることが肝要です。

運動は「正しい姿勢」で行うことが前提

食事以外の生活習慣の見直しも突然死の予防には重要です。特に運動には、高い降圧効果のあることが分かっています。

2019年のロンドン大学の研究で、運動は薬に匹敵するほど血圧を下げる効果が期待できるとの報告があります。これは、これまでに世界各国で行われてきた、高血圧患者に対する運動と降圧薬の効果について検討した論文を集めて解析した結果、運動と薬の降圧効果は同程度であることが分かったというものです。特に収縮期血圧が１４０㎜Hgを超えて上がるほど、運動による降圧効果も高くなるとこの報告では述べられています。

薬による治療を受けている患者が、薬をやめて運動だけに切り替えるほうがよい、との確証までは得られていませんが、高血圧の人は食事だけでなく運動も日々の生活に積極的に取り入れるほうが効果的といえます。

高血圧の人が運動すると、余計に血圧が上がるのでは？と心配する人もいるかもしれませんが、そのようなことはありません。ウォーキングやジョギングに代表される有酸素運動は、血圧の調整に働くさまざまなホルモンの分泌を促したり、血管が拡張することで血管壁の抵抗を減らしたりして、血圧を下げるのに有効であることが分かっています。ただし、息を止めて力むようないわゆる無酸素運動は筋肉や血管を緊張させ、血圧を上げてしまうので要注意です。

運動によって気分がスッキリしたり、心地よくなったりするのは、適度な運動が体のさまざまな生理機能に影響を与え自律神経を整えるためです。

こうしたことから私も自分の患者には息切れしない程度に歩くことや、膝が痛い人にはプールで歩くことなどをアドバイスしています。その際「良い姿勢で運動しましょう」と言い添えるようにしています。というのも特に中高年から高齢患者の歩く姿を病院で見ていると、みな、無意識のうちに背中が丸いいわゆる猫背が気になるからです。

そのような悪い姿勢のまま運動すると、腰や膝に負担がかかり関節がダメージを受けるなどし、痛みが出やすくなります。また、猫背では胸部や腹部が縮こまってしまうので、深い呼吸がしにくく、運動時に必要な酸素を十分とりこむことができません。そうなると息苦しくなったり、疲れやすくなったりします。

ラジオ体操のような全身を大きく動かす体操も年齢を問わずおすすめですが、これも顔を上げ、胸を張ってしっかり立ち、良い姿勢で行わないと十分な運動効果が得られません。

逆に姿勢が良ければ、ただまっすぐ立っているだけでも姿勢の保持のために筋力が使われ、良い筋トレになります。

無理のないペースで「継続すること」が大事

日本高血圧学会「高血圧治療ガイドライン２０１９」には、血圧は運動直後から約４～

５㎜Hg低下し、それが22時間ほど持続することから、できれば毎日30分以上の、ウォーキングやジョギングなどの有酸素運動が推奨されています。

また、厚生労働省は「健康づくりのための身体活動・運動ガイド２０２３」の中で、18歳から64歳までの成人は一日約８０００歩以上、65歳以降の高齢者は約６０００歩以上を推奨しています。運動と聞くときついトレーニングを思い浮かべる人もいるかもしれません。しかし、アスリートのように競技成績を上げたり筋肉をもりもりつけたりするために行うのではないので、息切れしない程度のスピードで、軽く汗ばむ程度を運動の強さの目安にするのがよいとされています。あまり歩数や運動時間の長さにこだわるよりも、毎日続けることのほうが大切です。

「自分はよく運動しているほうだと思う」と胸を張る患者から詳しく話を聞くと、月１～２回ゴルフへ行くだけだった、ということもよくあります。もちろんゴルフが悪いわけではなく、何もしないよりはよいのですが、その日以外にまったく運動の機会がないとしたら降圧効果は期待できません。生活習慣は続けてこそ〝習慣〟なのですから、運動を健康に役立てたいと思うなら、日々の生活のなかでできることを持続して行うことが大事です。

オフィスでも家でも、生活のなかに運動を

それでも、多忙なビジネスパーソンなど、運動のためにわざわざ時間を割けない、という人もいると思います。その場合は、運動といえるほどではなくてもいいので、日常生活のなかでできるだけ体を動かす機会をつくるようにします。

例えば朝の通勤時に、駅やバス停1つ分を歩くようにすれば、それだけでもかなりの運動になります。また、駅までのルートをちょっと変えて、回り道し距離を稼ぐというのも一計です。朝に時間がとれない人は、昼休みにオフィスの階段を上り下りする、というのでも立派な運動になります。距離であれ時間であれ、少しでも長くできないか考えてみるといろいろアイデアが浮かんでくると思います。

距離や時間を増やせなければ、早足で歩いたり、歩行と小走りを交互にしてみたり、腕や足の動作を大きくしたり、といった歩き方の工夫をするだけでも運動量は増えます。

家にいるときにも意識して身体を動かすことで、消費エネルギーを増やすことが可能で

す。例えば、ガラス窓を拭くときにはできるだけ腕を伸ばして大きく左右に動かしたり、つま先立ちで作業をしたりなど、ちょっとしたことでも動作を大きくしたり、素早くしたりできます。そうすればさらに運動量が増えます。

どんなことでもいいので、こまめに身体を動かすことが大事です。オフィスにしても家にしても、座ったまま長時間すごすのは運動不足になるだけでなく、猫背など姿勢を悪くするもとです。それによって肩こりや腰痛などの体の痛みを引き起こしやすくなります。体が重く、だるくなるとますます動くのがおっくうになり、運動不足になるという悪循環にもなりかねません。また、猫背になると体の前面が縮こまるので呼吸機能や胃腸の消化機能にも悪影響が出やすくなります。高血圧対策だけでなく、総合的な健康づくりのためにも、日々体を動かすことはとても大切なのです。

十分な睡眠で心身のメンテナンスを

血圧は自律神経の影響によっても上下します。自律神経とは脳の中枢神経からの命令を受け、血流や血圧、体温の維持、消化や排泄などの生命活動のすべてに関わる機能を調節し、活動と休息をコントロールしている神経です。

脳は、外部からなんらかの刺激が入ったとき、身を守るにはどうしたらよいか判断し、中枢神経から体に指令を出す役割を担っています。例えば急に寒くなったとき、脳は血流を増やし、体を温めなさいと自律神経に命令し、自律神経はそれを受けてこれ以上体温が奪われないよう血管を広げ、血流を促すといったようにです。

自律神経は、緊張や興奮をつかさどる「交感神経」と、弛緩《しかん》やリラックスをつかさどる「副交感神経」の2つから成り立っています。交感神経はおもに活動しているときに働き、副交感神経はおもに休息しているときに働きます。

血圧は休息時には低く、活動時には高くなります。よくストレスがかかると血圧が上がるといわれますが、私はそのストレスの要因として、休息が十分に取れていないことが大きいと考えます。生活の中で最も長くとる休息は睡眠ですから、いかにぐっすりとよく眠るかが血圧コントロールにも重要と考えることができます。

睡眠はいうなれば、精神面も含めた人体の〝メンテナンス〟の時間です。脳内の情報を整理して記憶を固定させたり、成長ホルモンを分泌して、日中に傷ついた細胞を修復し疲労をとったり、免疫機能を高めたりなどの重要な役割を担っています。

しかし忙しい現代人は、寝ている時間＝何もしていない時間だからもったいない、と睡眠時間を削ってしまう傾向があります。勤勉な日本人は、世界の中でも特にその傾向があると指摘する識者もいます。しかし、何もしていない時間ととらえること自体が誤りであり、心身を健やかに保つには十分な時間を充てることが大切なのです。

近年、「睡眠負債」という言葉もメディアなどで聞かれるようになってきました。これは心身にダメージを及ぼす危険性があるほどの、慢性的な睡眠不足を指しています。「寝る時間を削っても、元気でいられたらいいのに」などと、いわゆるショートスリーパーに憧れる人もいますが、睡眠はメンテナンスのために必要なので、十分な時間をとることが必要です。

世界的に影響力のあるアメリカの国立睡眠財団では、成人の場合で7～9時間の睡眠を推奨しています。しかし厚生労働省の調査によると、日本の成人における平均睡眠時間は7時間未満の人が約7割にも上り、経済協力開発機構（ＯＥＣＤ）が２０２１年に実施した国際比較調査でも、日本の平均睡眠時間は調査国中、最も短いと発表されています。

「睡眠時間が5時間未満の人は7時間睡眠の人と比べて風邪にかかる人が4・5倍」とのアメリカの研究報告もあります。体の免疫力を高めるためにも、しっかり眠ることはとても大事なのです。

睡眠中は副交感神経が優位にたち血圧も下がります。よって血圧にとっても、睡眠を十分にとることは重要です。

ただし、単に布団に入っている時間が長いだけでは「十分な睡眠」とはいえません。例えば朝、起きたばかりなのにもかかわらず、疲れがとれていない、寝た気がしないという経験があったり、昼間無性に眠いことがあったりすれば、それらは熟睡できていない＝十分な睡眠になっていないサインです。疲労感や寝不足によるイライラはストレスとなり、血圧を上げてしまいます。活動と休息のメリハリがついていて、寝ているときにはしっかり休息できていることが、血圧の上昇を抑える条件といえます。

夜ぐっすり眠るためには、朝起きたときに光を浴びることで、体に備わっている覚醒と睡眠のリズムが整い、寝つきがよくなります。また、夜になり体が休息モードになると体温が下がってきますが、その下がり幅が大きいほど眠気が大きくなることが分かっています。そのため、布団に入る2~3時間前に軽い運動をしたり入浴で体を温めたりすると、就寝時に体温がぐっと下がってスムーズに眠りに入り、ぐっすり眠ることができます。

昼間の眠気は「無呼吸」が原因かも

睡眠時間は十分とっているのに朝起きたときに熟睡感がなく、日中に耐えがたい眠気がおそってくるような場合は、睡眠時無呼吸症候群（ＯＳＡＳ）と呼ばれる疾患が疑われます。寝ている間にしばしば呼吸が止まってしまい、呼吸再開時にごおおっとすさまじい音量のいびきをかくのが大きな特徴の一つです。目安として、一晩のうちに10秒以上の呼吸の停止が何度も現れると、この疾患が強く疑われます。

この疾患は高血圧の大きな要因にもなります。呼吸が止まると脳が酸素不足の危機を察知し、血管に対し血液を迅速にめぐらせ身体が酸素不足にならないよう命令を送ります。このため血管の収縮が大きくなり、血圧が高くなるのです。

このためＯＳＡＳがあるとくも膜下出血のみならず、脳梗塞や心筋梗塞などの突然死につながる疾患のリスクが高まります。ぐっすり眠れていない気がする、昼間に強い眠気がある、また、同居している家族などから大きないびきを指摘されたことがある人は、循環器科や睡眠外来を掲げている医療機関の受診がすすめられます。

この疾患にかかりやすい人にはいくつか体形に特徴があり、一つはあごが細いこと、もう一つは肥満です。どちらも寝ているとき舌根が喉のほうに落ち込み気道が塞がれやすいことが分かっています。特に中高年世代はほとんどが後者によるもので、痩せると改善するケースが多くみられます。

生活習慣指導のほか、睡眠時の気道の確保のためにＣＰＡＰと呼ばれるマスクのような機器を装着する治療が、ＯＳＡＳではおもに行われます。

天使病院は、ＯＳＡＳが国内でまださほど問題視されていなかった２０００年代から睡眠時無呼吸症候群の専門外来を設け、ＯＳＡＳの診療に力を入れてきました。私が呼吸器科出身ということもあり、ＯＳＡＳが突然死の危険因子であることに早くから注目していたのです。現在は分院となる外来クリニックとともに、過眠症なども含めた睡眠障害全般を診ています。

アルコールはほどほどに、喫煙はNG

飲酒習慣があり量が多いと、血圧が高くなる傾向があります。詳しいメカニズムは分かっていないものの、先に挙げた交感神経が飲酒によって活発になりやすいことや、血圧を上げるよう作用するホルモン分泌が、飲酒によって促進されることなどがいわれています。

量が多いとはどのくらいが目安になるのかといえば、エタノール換算で、男性では一日に10～30g、女性では一日に10～20gといわれています。ちなみに、20～30gは、アルコール度数にもよりますが、日本酒でいえば1・5合、ビール大瓶1本、ウイスキーシングル1杯、焼酎半合程度に相当します。血圧が高めの人で、普段飲みすぎることが多い人は、酒量を減らすだけで血圧が下がることを示した国内の研究があります。この研究では30～59歳の男性54人をA、Bの2群に分け、一方の群は3週間節酒してもらってから次の3週間は元の飲酒量に戻してもらい、もう一方の群は最初の3週間は今までどおりの飲酒量で、その後3週間は節酒してもらいました。両群の血圧を測定したところ、いずれの群も節酒して2～3週間で血圧の低下がみられました。

一方、喫煙は高血圧を進めてしまうと考えられています。たばこに含まれるニコチンは血管を収縮させる作用があるためです。たばこ1本吸うと、即座に血圧が20㎜Hg程度も高くなるともいわれています。

日本高血圧学会では高血圧治療に携わる医療関係者に向け、2017年の学会総会で「新禁煙宣言」を発表し、積極的に禁煙を推進すべきだとの方針を明らかにしています。

電子たばこの体への影響はまだ評価が定まっておらず、替えたからといって血圧上昇を抑える効果が期待できるとはいえません。WHO（世界保健機関）からは2019年、新型たばこの使用も健康に悪影響をもたらす可能性があり、あらゆる形態のたばこ製品は有害と考えられ、規制の対象とすべきだとの見解が出されています。

血圧のことを考えるのなら、電子たばこも含め禁煙するのが賢明です。

突然死につながる疾患予防には、肥満対策も重要

そもそも高血圧は特に中高年世代の場合、内臓脂肪型肥満、俗にいうメタボリックシンドロームがおもな要因として挙げられます。内臓脂肪型肥満は名前が表すとおり、内臓の

周りに脂肪がたっぷりついており、顔や手足に比べおなかがぽっこりと出ている体型が大きな特徴です。しかし近年では、若い年代でも糖質が多い食生活を背景に、一見痩せているのに内臓脂肪が多い、いわゆる〝かくれメタボ〟も増えているようです。

内臓脂肪の蓄積状態は、健診では腹囲で判断されます。ウエスト周囲を測り、男性なら85㎝、女性なら90㎝を超えると内臓脂肪が多いとされます。内臓脂肪をつくっているのは、カロリー過多で増えた中性脂肪が主です。中性脂肪からは体の代謝を乱す物質（アディポネクチン）がたくさん作られ、それが血糖値のコントロールを悪くしたり、血管壁を硬くしたりと健康状態を悪くするほうへ働きます。血圧は、血液が流れる血管壁が硬くなり弾力性を失うほど高くなりますから、メタボになれば当然高血圧も進みやすくなります。

私が診療の場でメタボの患者に、普段どのような食事を多く取っているかを聞いてみると、だいたい共通しています。次のようなメニューや食材はできるだけ控えるほうが、メタボが気になる人にとっては賢明です。

●カレー

肥満や血糖値が気になる人は真っ先に控えるほうがよい食品です。カレーは脂肪分と糖質ともに多く、カロリー過多になりがちだからです。辛いので食が進み、ついたくさん食べてしまうのも問題です。

私が患者にそう言うと、たいてい「甘くないから大丈夫だと思っていました」と言うのですが、実は含まれている糖質を角砂糖に換算すると実に20個以上にもなるともいわれています。一杯のコーヒーに角砂糖を20個入れたとしたら甘すぎて飲めたものではありませんが、これがカレーとなるとなんの不思議もなく完食してしまうのが怖いところです。

カレーはカレーうどんやカレーパンなど、メニューのバリエーションが多く、小さい頃からなじみがある食品ということもあり、昨日はカレーうどん、今日はカレーパンといったように続いても飽きない、という人も多いと思います。しかしだからといって週に何度もカレーを口にしていると肥満やメタボがどんどん進んでしまいます。

●W炭水化物

外食メニューでよくあるのが、炭水化物&炭水化物のセットです。簡単にいうと主食同士のセットです。例えば中華ならラーメン&チャーハン、洋食ならパスタ&パンといったようにです。どちらも主食なのに、食感も味も違うので飽きることなく完食しがちです。

ヘルシーなイメージのある和食も、うどん&いなりずし、そば&おにぎりなどのセットをよく見かけます。確かに脂肪分は洋食や中華より控えめなメニューが多いですが、このように炭水化物同士のセットは糖質量が過剰になりやすいので、和食だから太らないとは一概にはいえません。

それだけでなく、主食同士のセットはタンパク質や食物繊維、ビタミンといったほかの栄養素が取れずバランスが悪くなりがちです。同じセットものを頼むなら、おかずやサラダなど主食以外の品数が多いものにしたほうがよいです。

コンビニやスーパーでお弁当を買って職場で食べるという場合でも、焼きそばにパンとか、具の違うおにぎりを2個というのではなく、主食は一品のみにしておかずとサラダの単品を組み合わせるようにすると、糖質を取りすぎず栄養バランスも整いやすくなります。

●揚げ物

唐揚げやかつ、天ぷらなどの揚げ物も子どもから高齢者まで幅広く人気のあるメニューですが、メタボが気になるなら控えるほうがベターです。揚げ物は衣が油を吸うため高カロリーになりやすいからです。タンパク質や炭水化物のカロリーは1gあたり約4kcalであるのに対し、油脂の主成分である脂質は1gあたり約9kcalにも上ります。例えば脂身がたっぷりのロース肉を使ったとんかつなど、脂肪分が多い食材を使った揚げ物は油の塊といってもいいくらいです。

また、揚げ物の衣は小麦粉やパン粉など、糖質の多いものがよく使われるため、揚げ物はカロリーや脂肪分だけでなく糖質過多にもなりやすいので注意が必要です。衣は薄くつける、食材は脂肪分の少ないものを選ぶ、また少ない油で揚げ焼きのようにすると衣に吸収される油の量が抑えられます。

●**肉の脂身**

油脂類は総じて高カロリーですが、ラードや牛脂、バターなどの動物性の脂はそれだけでなく、取りすぎると動脈硬化を進めてしまうもととなります。これらの脂の主成分は飽和脂肪酸と呼ばれ、ＬＤＬコレステロールという動脈硬化を進めるよう働くコレステロールを増やしてしまう働きがあるのです。

逆に不飽和脂肪酸と呼ばれる種類の油は体内のＬＤＬコレステロールを減らす作用があるとされており、青魚に多く含まれます。なお、青魚の油は中性脂肪を低下させる作用もあります。


食事にしても運動にしても、今までの生活で染みついた習慣を変えることは努力や忍耐力が必要とされますし、良い生活習慣を一生続けなければいけないと思うと、それもストレスになってしまいがちです。医師としては長続きしてほしいと思いますが、千里の道も一歩からといわれるように、まずはやってみることが大切です。

1週間頑張ることができれば、次の1週間もやってみようという気持ちになりやすいものですし、2週間続けば1カ月、1カ月続けば3カ月、と少しずつ期間を延ばしていければ、いつの間にか良い生活習慣が身につき、苦にならなくなります。脳の健康維持・向上のためにできることから取り組むとよいと思います。

［第5章］

早期発見と予防で不安をなくす突然死を防いで迎える明るい未来

未来へのリスクをなくして明るい人生を

未来のリスクを取り除き、安心して過ごせる日々を送りたいという思いは、誰もが願うことです。しかし、私たちが日々を平穏に過ごしている間にも、突然の病気や予測不能な健康リスクが潜んでいることを忘れてはなりません。こうしたリスクに対して備えるために、予防医療が果たす役割が近年、ますます重要視されています。

特に脳や心臓に関わる疾患は、突然死に直結するリスクを含んでおり、日頃から気をつけていても予測できないことが多いものです。

しかし、定期的な検査によってあらかじめリスクを確認することで、未然に対策を講じる機会を得ることができます。このような予防医療の取り組みが、未来の不安を軽減し、日々を安心して過ごすための支えとなるのです。

例えば、くも膜下出血の原因となる脳動脈瘤は、破裂する前にはほとんど自覚症状がないため、健康診断では見つかりにくい疾患です。しかし、脳ドックではＭＲＩやＭＲＡといった専門的な画像検査を通じて脳の異常を早期に発見することが可能です。

このように、普段は気づきにくいリスクをあらかじめ知ることで、発症のリスクを減らし、万一の事態に備えることができます。脳ドックは、こうしたリスク回避のために非常に有効な予防策といえます。

確かに、体調が特に悪いと感じていない場合、自分は健康だと考えがちです。しかし、「元気だから大丈夫」という自己判断は、時に大きな見落としを招くことがあります。予防医療の本質は、「症状がないから問題ない」と考えるのではなく、健康な今だからこそリスクを確認し、必要に応じて早期の対応を行うことにあります。将来に向けての備えとして、健康状態を客観的に把握しておくことは、より長く安心して過ごすための基盤を築くものです。

未来へのリスクをなくして明るい人生を送りたいという願いを実現するためにも、つぶせるリスクは少しでも取り除いておくことが、より安心で豊かな人生への第一歩です。

検査を通じてリスクが見つかれば、それに応じた対応策が選べ、将来の安心感にもつながります。自身の健康状態に対して過信することなく、定期的な検査を利用し、心身のバランスを保つことが、健やかで充実した人生を目指すうえで重要なのです。

社会全体でバックアップする仕組みも必要

私は、脳ドックをはじめ各種の検診を受けてもらおうとしたとき、本人のモチベーションに訴えるだけでは不十分と感じています。社会の制度として、もっと検査を受けやすくする環境を整えるべきだと考えているからです。

近年、アメリカをはじめとした海外先進国の企業経営者の間では、自身や従業員の健康に投資することこそ利益を生むという「健康経営」の考え方が浸透してきています。個々人が健康へ投資することが大切であるとの考え方は企業経営の観点からも外せないと考えています。中で働いている人が心身ともに元気であれば仕事のパフォーマンスも上がり、得られる成果も大きなものになれば経営的にも潤うからです。

企業の収益性と従業員の健康状態には相関があるという前提に立ち、従業員が健康であればあるほど企業は高い収益を上げやすいと考えられています。この考え方に基づき、従業員の健康に配慮した環境づくりや人間ドックなどの福利厚生を充実させる企業が、アメリカでは増えていると聞きます。従業員の健康に対し1ドル投資すると、3ドルの利益が得られるとの研究報告もあります。

もっともアメリカは、そもそも個々人が日本よりも予防医療に積極的なお国柄であるといえます。公的な健康保険が受けられるのは低所得者層など一部に限られており、国民のほとんどが、病気にかかると多額の医療費を支払わなければならないからです。それが国民に、病気に対する予防や早期発見の大切さを意識づけているといえます。そうした土壌があるので、健康経営の考え方も米国では受け入れられやすいのではないかと思います。

アメリカの名だたる大企業ではトップ自らが、食事に気を配り運動も怠らず健康管理に努めているというケースが多く、メディアでもその徹底した自己管理ぶりがしばしば紹介されます。彼らは自身の健康のことだけではなく、従業員の健康維持や増進も考え、例えば昼休みを長めにとり仮眠を促すとか、リラックスして仕事に集中できる環境を整備するなどさまざまな施策にも前向きに取り組んでいるのです。優秀な経営者ほど、健康への投資が収入増や社会的地位の向上につながることを理解しており、自身のみならず従業員に対しても健康であることに重きを置いています。

国内でも2017年以降、日本健康会議という、行政と民間組織で構成され日本に居住する一人ひとりの健康寿命の延伸や医療費の適正化を目的とした活動を行う組織による「健康経営優良法人認定制度」がスタートしています。これは従業員の健康維持・向上の取り組みを行っている企業を対象とした顕彰制度です。企業はこの認定を受けると自治体や金融機関などからさまざまなインセンティブを受けられるようになります。こうした動きもあり、日本でも今後ますます働き盛り世代の健康管理の大切さが広く知れ渡っていくものと思われます。

企業健診や自治体健診に脳ドックを！

企業は労働契約法上、従業員の健康管理は義務であると定められています。これにのっとり企業は長時間労働を無理に行わせない、職場環境を快適に整えるなどの具体的な項目に取り組む必要があります。

福利厚生もその一つです。私はこの一環として、ぜひ従業員の脳ドック受診を勧奨し、そこに補助をつけてほしいと願っています。

昨今、労働環境を巡る問題の一つとして「過労死」がたびたびメディアにも取り上げられ、注目されています。遺族からの訴訟等で裁判となり労災認定されれば、企業には1億円とも2億円ともいわれる多額の損害賠償や慰謝料の支払いが生じます。

脳梗塞などの脳血管疾患や心筋梗塞などの心疾患は、加齢や良くない生活習慣によって徐々に血管の状態が悪くなり発症に至ることが多く、多忙な仕事やそのストレスも発症の原因になる場合があります。

厚生労働省では、労働者の脳・心臓疾患を労災として認定する際の基準として、「血管病変等を著しく増悪させる業務による脳血管疾患及び虚血性心疾患等の認定基準」（以下「脳・心臓疾患の認定基準」）を定めています。やさしく言うと、企業の従業員が脳梗塞や心筋梗塞で亡くなった場合、それがいわゆる過労死にあたり労災と認定される際の基準を示したものになります。

くも膜下出血も脳血管疾患の一つですので、もし企業の従業員がくも膜下出血を発症し亡くなった場合、その原因が過労にあると判断される可能性があります。例えばくも膜下出血で亡くなった従業員に長時間労働の事実があれば、高い確率で企業の管理責任が問われることになることが予想されます。

しかし、くも膜下出血の直接的な原因はあくまで脳動脈瘤の破裂です。その従業員がたとえ過労状態であったとしても、そもそも脳動脈瘤が存在しなければくも膜下出血で亡くなることはない、ということです。100人に3人は脳動脈瘤があるとされているので、例えば1000人ほどの従業員がいる中規模企業には20～30人の、未破裂脳動脈瘤を持っている人がいる可能性があります。過重労働の有無にかかわらず、脳動脈瘤があれば突然死のリスクは誰もがもっているのです。

それならば、経営側としてはあらかじめ、脳ドックを全従業員に受けさせるようにし、脳動脈瘤のあるなしをはっきりさせておくことで、万一の事態に対し、企業の責任が問われるリスクの一部は回避可能である、と思います。リスク管理のためにも、企業が積極的に脳ドックを福利厚生に導入することは有意義なことなのです。

企業の都合だけでなく、個々の従業員にとっても、脳ドックを受け自分の脳に突然死の芽となり得る脳動脈瘤があるのかないのかを知ることは、自身の命を守るうえで重要な情報となることに違いありません。なければほっとできますし、見つかったら早期対応につながります。

脳ドックは健康保険の適用外なので、企業にとっては財源の確保が懸案になるとは思います。健保組合からの補助が得られればよいのですが、財政状況によりまちまちなのが実情のようです。しかし、従業員の健康管理は企業の義務でもありますから、施策の一環としてぜひ前向きに脳ドックの導入と受診勧奨を検討してもらいたいというのが私の願いです。

脳動脈瘤の有無を知るには、健康診断のように毎年行う必要はなく、入社・入職時に1回のみの受診でも十分です。「入社・入職時の脳ドックが企業リスクを救う」と、私は脳ドックをテーマとした講演を頼まれるたびに力説しています。

自治体健診においても同様に、脳ドックを地域住民が安価で受けられるよう、助成制度を検討してほしいと考えています。

地方自治体も企業の健保組合同様、助成金の有無や助成額は自治体の財政状況等に左右されます。例えば東京都の自治体では、2023年の調べによると東京都区部と町村、伊豆諸島では助成金制度はなく、市部でも制度があるのは半数以下でした。

助成制度がある自治体では、脳ドックの対象年齢は50歳以上が多く、若くても35歳からといったところですが、私は脳動脈瘤の検査に関してはもう少し対象年齢を引き下げるほうがいいと思っています。補助金額が1万円からというところが多かったのですが、脳梗塞や認知症リスクまで検査対象にしたドックでは、施設によりますが数万～10万円かかるため、補助額としてはやや物足りない感は否めません。しかし脳動脈瘤に限定した検査なら、天使病院では1万円で実施していますし、他施設でも1万～2万円で行うところが近年増えてきたので、補助の恩恵は十分受けられるものと思います。

いずれにしても、住んでいる場所や、勤務先によって脳ドックの受けやすさに差があるのが現状です。脳動脈瘤に関しては特に、早期に見つけられる方法は脳ドック以外にはほぼないといってよく、頭の別の疾患で医療機関を受診しＭＲＩを撮ったらたまたま見つかった、というケースくらいです。そのような偶然に任せていては、くも膜下出血を未然に防ぐことは困難といわざるを得ません。よって、脳ドックで一般的に検査対象になっている項目の中でも、特に脳動脈瘤の存在や脳動脈瘤の潜在リスクとなる血管の奇形に絞った検査は、もっと大勢の人が気軽に受けられるようにすべきだと思います。

確かに脳梗塞のリスクを高める動脈硬化や動脈狭窄、また脳の萎縮などを調べる脳断層の検査も、その人の脳の状態の全体像を把握するには重要ですが、突然死を未然に防ぐことを目的とした場合、これらは必ずしも優先度が高いわけではないからです。

脳梗塞のリスクは血液検査のＬＤＬ－ｃ値も指標の一つになります。高値だった場合は公的保険で頸動脈エコー検査を受けて調べることができます。また脳断層も今のところ、腫瘍の発見や認知症のリスクを調べる目的で行われることが多いのですが、突然死を未然に防ぐという観点で考えると、これらは脳動脈瘤よりも優先順位が高いとはいえません。

いつ破裂するか分からない動脈瘤こそが突然死の元凶なのです。まして若い年代にも存在し得ることを考えれば、財源に限りがあるなら脳動脈瘤を優先して検査すべきだと思います。天使病院で実施している1万円脳ドックのように、脳動脈瘤の発見に重きを置いて、その代わり安価にし、受けやすくすべきだと思います。

がん検診は、好発年代を考慮して対象年齢が設定されています。例えば子宮頸がんは20歳以上とほかのがんより検診対象年齢が低くなっている、というようにです。

しかし、脳動脈瘤は生まれつきもっているなど年齢関係なく若くてもあり得ることを考えれば、検査対象年齢は50歳以上などといわず、成人以降に拡大し設りるほうが、とりこぼしがないと思います。その代わり、助成金が出るのは一生のうち一度とか、10年に1回など回数を絞れば財政負担も減らせるはずです。多くの場合、脳動脈瘤の有無は1回調べておけばあとから新発することはあまりないからです。早いうちに脳ドックを受けておき、もし動脈瘤が見つかったらそのあとは、公的保険下で経過観察や処置をしていけばいいのです。

健康診断や、がん検診のように国としての指針をつくり、平等に受診機会が与えられるよう助成金制度の整備がなされていくことを願っています。それには日本における脳ドック推進の先鋒である日本脳ドック学会が率先して国に働きかけるなど、推進していくことが望まれます。

成人式に脳ドックのプレゼントを

そもそも脳は人体の中でも中枢を担う重要な臓器でありながら、健康なうちに状態をチェックする機会はあまりありません。頭痛や神経症状など、脳疾患が疑われる症状が出て初めて受診という形をとり、そこで検査が行われるのが普通です。多くの病気はそれでも間に合いますが、くも膜下出血は例外です。脳動脈瘤があれば破裂するリスクはゼロではありません。しかし、その脳動脈瘤を元気なうちに見つける機会がほぼないに等しいのが問題です。

脳動脈瘤に好発年代はなく、子どもの頃からできている人もいます。せっかく医学が発達して脳動脈瘤があっても安全に処置できる時代になっているのに、脳ドックを受けず脳動脈瘤があるのを放置して、30~40代で破裂し突然死してしまうのはあまりにももったいないことです。まだまだこれから企業で、社会で活躍できるという年代の人を、みすみす突然死で失ってしまうのは社会の損失だとも思います。ですから社会全体で、労働人口を維持すべく若い人の健康をバックアップする体制を考えるべきだ、というのが私の考えです。

一つのアイデアとして、すべての若者を対象に、成人になった年に脳ドックの無料受診をお祝いとしてプレゼントしてはどうかと考えています。脳動脈瘤の検査に特化したドックなら費用も抑えられます。若い世代で動脈硬化や脳の萎縮が見られるケースはごくまれなので、それらの検査は中高年になってからでいいと思います。しかし脳動脈瘤は若くてもできますし、これから学業や仕事で忙しくなり検診に足を運ぶ余裕もなくなってくるので、その前にチェックをする機会が得られれば、安心して社会へと飛び出していくことができます。

おわりに

私が大学院生の頃、大気汚染を背景とした川崎喘息が問題になっていました。横浜・川崎地域の工場からの排煙が原因で、住民に多くの健康被害が出ていたのです。このことは、環境庁から慶應義塾大学医学会内科呼吸循環器教室への依頼研究テーマの一つであったことから、私も現地へ赴き来る日も来る日も呼吸換気機能を計測していました。そこで、大量のデータを処理するために必要となったのがコンピュータです。私とコンピュータとの本格的なつきあいはここからはじまりました。

当時のコンピュータは、今の家庭用と比べても、考えられないくらいお粗末なものでした。記録媒体も紙テープで、巻き取るのが大変だった記憶があります。テレタイプ社のASR－33という端末装置は始終ガチャガチャと騒音を放っていました。CRTターミナルから液晶画像、タッチパネルから音声入力へと時代とともに技術は進んでいきました。

子どもの頃から『青い大陸』や『沈黙の世界』という海洋映画を観て、私はスキューバダイビングに魅せられ、ダイバー特有の病気である潜水病にも興味があったのです。

１９６９年、アメリカで海底居住実験（海中に設置された居住区画で過ごし、健康状態をモニタリングする実験）が行われ、そこに参加した日本の眞野喜洋先生の講演会が私を海洋開発へ導いてくれたのです。それが脳ドックへつながったのは不思議な出会いだと思いますが……。

ここで、くも膜下出血による数多くの突然死に直面したのが、脳ドックの啓発へとつながったのは本編で述べたとおりです。

昨今は、ＡＩを活用した診断技術の実用化も加速しています。この間私が使用したプログラミング言語はBASIC、Visual Basic、PHP、Pythonです。Python はＡＩにも対応しており将来期待されるプログラミング言語です。

私はこれからもテクノロジーの発展には常にアンテナを張り、患者に質の高い医療を提供するという目的にかなうものは積極的に検討し、導入していきたいと考えています。脳ドックの精度も今後ますます向上し、今以上にさまざまなことが分かる時代がくることは間違いないと思っています。

いまだ解明されていないことも多く、神秘的な臓器ともいえる脳ですが、先端的なテクノロジーの結集と医療への応用で、不幸な脳疾患により命を落とす人がいなくなる世界を、私は待ち望んでいます。

末筆となりましたが、最後までお読みくださり、ありがとうございました。

【取材協力】

小田真理（おだ しんり）

1960年福岡生まれ。1987年東海大学医学部医学科卒業後、東海大学医学部付属病院前期研修医・臨床助手を経て、1992年東海大学脳神経外科学教室助手となる。1997年には東海大学外科学系脳神経外科学教室講師となり、同年フランスパリ第7大学に留学し脳血管内手術を学ぶ。2012年東海大学外科学系脳神経外科学教室准教授、2018年4月 東海大学外科学系脳神経外科学教室教授に就任。現在、東海大学医学部付属八王子病院に勤務。日本脳卒中外科学会技術指導医、日本脳卒中学会指導医、日本脳神経外科学会専門医。血管内を含む脳血管障害の手術、三叉神経痛の手術、良性脳腫瘍の手術をおもな専門分野とする。専門領域は、内頸動脈狭窄、くも膜下出血、脳動脈瘤、脳動脈奇形の血管内手術など。

玉谷青史（たまや　せいじ）
1971年　慶應義塾大学医学部卒業
1976年　東海大学医学部付属病院助手就任
1977年　ニューヨーク州立大学研究所助教授就任　海洋開発に従事
1988年　東京天使病院理事長就任
1993年　東京天使病院に脳ドックを開設
現在に至る。

本書についての
ご意見・ご感想はコチラ

若くても起こりうる　突然死を招く脳

二〇二四年一二月二〇日　第一刷発行

著　者　玉谷青史
発行人　久保田貴幸
発行元　株式会社　幻冬舎メディアコンサルティング
〒一五一-〇〇五一　東京都渋谷区千駄ヶ谷四-九-七
電話　〇三-五四一一-六四四〇（編集）
発売元　株式会社　幻冬舎
〒一五一-〇〇五一　東京都渋谷区千駄ヶ谷四-九-七
電話　〇三-五四一一-六二二二（営業）
印刷・製本　中央精版印刷株式会社
装　丁　弓田和則

検印廃止

Printed in Japan　ISBN 978-4-344-94862-4 C0047
幻冬舎メディアコンサルティングHP　https://www.gentosha-mc.com/